LIVRO DE TAREFAS
PENSE
MAGRO

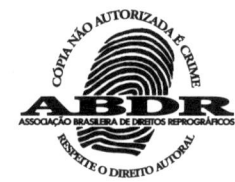

B393l   Beck, Judith S.
            Livro de tarefas pense magro : programa de seis semanas da dieta definitiva de Beck / Judith S. Beck ; tradução Leda Maria Costa Cruz. – Porto Alegre : Artmed, 2009.
            231 p. ; 25 x 18 cm.

           ISBN 978-85-363-1891-2

           1. Terapia cognitivo-comportamental – Dieta – Exercícios práticos. I. Título.

                                                                          CDU 615.85:613.24(076.5)

Catalogação na publicação: Renata de Souza Borges – CRB-10/Prov-021/08

JUDITH S. BECK, Ph.D.

Instituto Beck de Terapia Cognitiva e Pesquisa.
Professora Associada de Psicologia Clínica da Universidade de Psiquiatria da Pensilvânia.

LIVRO DE TAREFAS
PENSE MAGRO

PROGRAMA DE SEIS SEMANAS DA DIETA DEFINITIVA DE BECK

Tradução
Leda Maria Costa Cruz

Consultoria, supervisão e revisão técnica desta edição
Melanie Ogliari Pereira
Psiquiatra. Terapeuta Cognitiva pelo Instituto Beck de Terapia Cognitiva, Filadélfia/Pensilvânia.
Membro Fundador da Academia de Terapia Cognitiva, Porto Alegre/RS.
Membro do Comitê Internacional da Academia de Terapia Cognitiva, Filadélfia.

Reimpressão 2016

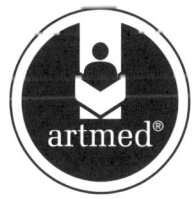

2009

Obra originalmente publicada sob o título:
The Beck Diet Solution: weight loss workbook – the 6-week plan to train your brain to think like a thin person
© 2007 by Judith S. Beck, Ph.D.
ISBN-13: 978-0-8487-3191-5
ISBN-10: 08487-3191-3
All rights reserved.

Capa: *Tatiana Sperhacke – T@T Studio*

Imagem da capa: © iStockphoto.com/Daniel R. Burch

Preparação de originais: *Kátia Michelle Lopes Aires*

Leitura final: *Marcelo Viana Soares e Lara Frichenbruder Kengeriski*

Supervisão editorial: *Carla Rosa Araujo*

Editoração eletrônica: *Formato Artes Gráficas*

Reservados todos os direitos de publicação, em língua portuguesa, à
ARTMED® EDITORA S.A.
Av. Jerônimo de Ornelas, 670 - Santana
90040-340 Porto Alegre RS
Fone (51) 3027-7000 Fax (51) 3027-7070

É proibida a duplicação ou reprodução deste volume, no todo ou em parte, sob quaisquer formas ou por quaisquer meios (eletrônico, mecânico, gravação, fotocópia, distribuição na Web e outros), sem permissão expressa da Editora.

SÃO PAULO
Av. Angélica, 1091 - Higienópolis
01227-100 São Paulo SP
Fone (11) 3665-1100 Fax (11) 3667-1333

SAC 0800 703-3444

IMPRESSO NO BRASIL
PRINTED IN BRAZIL

*Para minha família
e também para Naomi*

Agradecimentos

Tantas pessoas para agradecer!

Em primeiro lugar, agradeço a meu marido, Richard Busis, pelo incansável apoio, entusiasmo e incentivo. À Naomi Dank, minha querida amiga e colega, por sua generosidade em compartilhar seu tempo, esforço e alegria, e a Phyllis Beck, minha maravilhosa mãe, por seus inesgotáveis cuidados e sábios conselhos. Ao meu talentoso pai, Aaron Beck, pioneiro no campo da Terapia Cognitiva, que tanto tem me ensinado. À Débora Beck Busis, minha filha, que me ajudou a desenvolver e aperfeiçoar esta abordagem: Terapia Cognitiva aplicada ao emagrecimento. Aos meus outros filhos, Samuel Beck Busis e Sarah Beck Busis, e ao marido dela, Matthew Cohen, que sempre enriquecem minha vida.

Agradeço a todos os profissionais cuja ajuda tem sido fundamental de diversas maneiras: Brian Carnahan, Amanda Owens, Linda Baker, Melissa Clark e Karen Kelly.

Agradeço também a duas mulheres especialmente talentosas, que têm nutrido meu trabalho e a mim: minha agente, Stephanie Tade, e minha agente publicitária, Beth Grossman.

Para finalizar, gostaria de estender meus agradecimentos àqueles que opinaram sobre o livro *Pense magro: a dieta definitiva de Beck*: pessoas com as quais Debora Busis e eu trabalhamos diretamente, e centenas e centenas de outras que nos enviaram *e-mail* ou nos contataram por meio dos *blogs* da internet, quadros de avisos e grupos de discussão. Seu estímulo continua a inspirar e influenciar nosso trabalho.

Sumário

Agradecimentos vii

PENSE – Como Funciona A Dieta Definitiva de Beck 11

Introdução à dieta definitiva de Beck 13

1 Como a terapia cognitiva ajuda você a se
tornar uma pessoa definitivamente magra 17

2 Prepare-se para iniciar o programa 21

3 A dieta definitiva de Beck: Questionário 27

4 Como se motivar 33

PENSE – O Programa 37

Princípios básicos 39

5 **Semana 1**: Fortaleça as bases para uma dieta de sucesso 41
  Dia 1: Registre as vantagens de emagrecer 42
  Dia 2: Escolha duas dietas razoáveis 43
  Dia 3: Sente-se para comer 44
  Dia 4: Elogie-se 45
  Dia 5: Alimente-se devagar e conscientemente 46
  Dia 6: Encontre um técnico de dieta 47
  Dia 7: Organize o ambiente 49

6 **Semana 2**: Organize-se: prepare-se para fazer dieta 51
  Dia 8: Arrume tempo e energia 52
  Dia 9: Escolha um plano de exercícios 57
  Dia 10: Estabeleça metas realistas 60
  Dia 11: Diferencie fome, vontade e desejo incontrolável
  de comer 62
  Dia 12: Pratique a tolerância à fome 65
  Dia 13: Supere o desejo incontrolável por comida 69
  Dia 14: Planeje o dia de amanhã 73

7 Semana 3: Vá em frente: comece sua dieta 77
  Dia 15: Monitore sua alimentação 78
  Dia 16: Evite a alimentação não-planejada 83
  Dia 17: Acabe com os excessos alimentares 87
  Dia 18: Modifique sua definição de saciedade 91
  Dia 19: Pare de se enganar 95
  Dia 20: Volte aos trilhos 100
  Dia 21: Prepare-se para se pesar 104

8 Semana 4: Reaja aos pensamentos sabotadores 109
  Dia 22: Diga "Paciência!" para a decepção 110
  Dia 23: Contrarie a síndrome da injustiça 115
  Dia 24: Saiba lidar com o desânimo 119
  Dia 25: Identifique pensamentos sabotadores 123
  Dia 26: Reconheça os erros cognitivos 127
  Dia 27: Domine a técnica das sete perguntas 132
  Dia 28: Prepare-se para se pesar 137

9 Semana 5: Supere os desafios 141
  Dia 29: Resista a quem insiste para você comer 142
  Dia 30: Mantenha o controle quando estiver comendo fora 147
  Dia 31: Decida sobre bebidas alcoólicas 152
  Dia 32: Prepare-se para viajar 156

  Dia 33: Elimine a alimentação emocional 161
  Dia 34: Resolva os problemas 165
  Dia 35: Prepare-se para se pesar 170

10 Semana 6: Aprimore as novas habilidades 175
  Dia 36: Acredite em você 176
  Dia 37: Reduza o estresse 181
  Dia 38: Aprenda a lidar com o platô 186
  Dia 39: Mantenha os exercícios 190
  Dia 40: Enriqueça sua vida 195
  Dia 41: Mantenha suas habilidades em dia 200
  Dia 42: Prepare-se para o futuro 205

PENSE – Do Emagrecimento à Manutenção 211

Você mudou 213

11 Da fase de transição para o resto da vida 215

12 Encontre e mantenha um peso saudável 217

Índice 221

PENSE – Cartões de Enfrentamento 225

PENSE
Como Funciona
A Dieta Definitiva de Beck

Introdução à dieta definitiva de Beck

A dieta definitiva de Beck é um programa de seis semanas que ensina a você, a cada dia, uma habilidade psicológica diferente, para ajudá-lo a alcançar o objetivo de se tornar uma pessoa magra. Tanto o livro *Pense magro: a dieta definitiva de Beck* quanto este livro de tarefas são diferentes de tudo o que você já leu sobre dieta. Para começar, eles não incluem um programa alimentar, assim como também não lhe dizem *o quê* ou mesmo *quando* comer. Em vez disso, este programa ensina todas as habilidades necessárias para que seja possível emagrecer e se manter magro, pelo resto da vida, com a dieta de sua preferência – desde que seja nutritiva. Essas ferramentas estão embasadas nos princípios da terapia cognitiva, que é hoje uma das mais conhecidas – e eficientes – psicoterapias praticadas ao redor do mundo. Muitos estudos científicos demonstraram sua eficácia no tratamento dos problemas psicológicos por ajudar as pessoas a modificarem seus pensamentos de tal maneira que as mudanças comportamentais daí decorrentes se mantivessem ao longo da vida.

Que motivos teriam levado você, até hoje, a não ter êxito nas dietas? Talvez seja porque você, como a maioria das pessoas, acredita que basta escolher uma dieta e começar. Na verdade, o começo de uma dieta sempre é fácil. Você está altamente motivado e consegue modificar seus hábitos alimentares sem muito esforço. Uma ou duas semanas depois, você sente que está no controle da situação e que está se saindo bem. Você está emagrecendo. Você está feliz.

Mas não se deixe enganar!

Em razão de os primeiros dias ou semanas serem relativamente fáceis, você naturalmente pensa que comer menos, resistir aos fortes anseios e controlar a fome será *sempre* fácil. Errado! Conforme o tempo passa, fica mais difícil deixar de comer alguns de seus alimentos favoritos e de manter a dieta. Você terá "pensamentos sabotadores", como, por exemplo, *Tudo bem se eu comer este alimento [que eu não deveria] porque...* (você pode continuar essa frase com dezenas de desculpas). E então, o que acontece? Você cede e, antes que se dê conta, ganha de volta o peso que havia perdido. Mas isso pode mudar. Este livro de tarefas ensina a você exatamente o que dizer a si mesmo e exatamente o que fazer para voltar à dieta *imediatamente*.

Os componentes-chave da dieta definitiva de Beck

Desafiar pensamentos sabotadores é fundamental para conseguir emagrecer com êxito. Com frequência, você terá pensamentos dessa natureza quando estiver buscando suas metas. Procure descobrir, por exemplo, o que está passando pela sua cabeça ao ler esta lista de exigências do programa **A dieta definitiva de Beck**:

- Escolher uma dieta nutritiva e um programa adequado de exercícios físicos.
- Programar e supervisionar por escrito o que você come.
- Ter bons hábitos alimentares para que possa observar e apreciar cada porção.
- Resolver problemas relacionados com dieta e exercícios.
- Cuidar de sua alimentação e fazer exercícios pelo resto da vida.

Passou pela sua cabeça alguma coisa como *Eu não quero fazer essas coisas* ou *Eu não preciso fazer essas coisas*? É exatamente esse tipo de pensamento que você precisa aprender a contrariar, de forma eficiente, para continuar motivado e fazer o que é preciso para emagrecer e se manter magro.

Eu aposto que nunca ninguém falou a você sobre isso. Não me surpreende que fazer dieta tenha sido algo difícil até agora. Você não conhecia essas habilidades indispensáveis!

Aprender a fazer dieta é como aprender a jogar tênis

Se você ainda não está convencido de que precisa desenvolver habilidades para emagrecer, esta analogia poderá lhe ajudar: vamos supor que você decida aprender a jogar tênis. Você sabe que não dá para pegar a raquete e ganhar o jogo. Você precisa de um técnico, alguém que lhe ensine exatamente o que fazer. É importante também ter uma postura mental adequada. Você precisa saber que o aperfeiçoamento da habilidade de jogar tênis exigirá tempo, energia e esforço. Com a prática, jogar tênis ficará cada vez mais fácil. Mesmo assim, você não deve ter a expectativa de vencer todas as vezes. Mesmo que você seja um ótimo jogador, haverá dias em que cometerá erros. Compreender, de antemão, que fatos assim podem ocorrer facilita o trabalho de lidar com a decepção quando você perde o jogo.

Imagine se você tivesse expectativas irrealistas: se você verdadeiramente acreditasse que *deveria* dar conta de aprender por si só a jogar tênis; se você pensasse que fazer aulas e praticar não fosse importante; se você tivesse a expectativa de um desempenho excepcional todos os dias – e que, se não fosse assim, então algo de errado deveria estar acontecendo. Você ficaria aborrecido e pensaria: *Eu pensei que conseguisse jogar tênis... Eu acho que estava errado... Eu não consigo.* Nesse ponto você poderia abandonar o tênis completamente.

Os mesmos princípios estão envolvidos na dieta. É possível escolher uma dieta, segui-la corretamente e emagrecer. Mas, em determinado momento, as dificuldades aparecem e, se você não souber o que fazer, vai se sentir desanimado, desistir e começar a engordar de novo. Este livro de exercícios prepara você para os tempos difíceis. Ele ensina exatamente o que você deve fazer para emagrecer e ficar magro o resto da vida. Se você já leu *Pense magro: a dieta definitiva de Beck*, pense nesta introdução e nos Capítulos de 1 a 4 deste livro como um curso intensivo de atualização do programa. Não deixe de ler essas partes. Elas estão cheias de novidades, inclusive um questionário que poderá fornecer indícios sobre as dificuldades que você tem para fazer dieta. Se você não leu o livro *Pense magro*, eu gostaria que soubesse que seria útil, porém não indispensável, fazê-lo. Você poderá se beneficiar, assim mesmo, das ideias, técnicas e cartões diários desta edição interativa. À medida que for progredindo na leitura deste livro, você aprenderá estratégias novas e excitantes de emagrecimento. Não me surpreende o fato de você não ter conseguido emagrecer ou não ter conseguido se manter magro – você não sabia *como* fazer isso. Agora você tem a oportunidade de aprender, e estou muito feliz por sua decisão de se juntar a mim nessa jornada.

1
Como a terapia cognitiva ajuda você a se tornar uma pessoa definitivamente magra

A dieta definitiva de Beck se baseia nos princípios da Terapia Cognitiva (TC). O termo *cognitivo* se refere a pensamento. No final dos anos de 1950 e início dos anos de 1960, meu pai, Aaron Beck, desenvolveu essa forma de "Terapia Breve" como resultado de inúmeros experimentos científicos que conduziu. Ele descobriu que, quando ajudava os pacientes deprimidos a resolverem seus problemas do dia-a-dia e a modificar seus pensamentos irrealistas e depressivos, esses pacientes começavam a melhorar e a se comportar de forma mais adaptativa. Em vez de fazer seus pacientes ficarem anos e anos falando de experiências infantis "no divã", ele os colocava sentados, traçando metas para o tratamento e aprendendo ferramentas para modificar seu comportamento e seu pensamento. Os pacientes melhoravam rapidamente, em média entre 10 ou 12 sessões.

Mais de 400 estudos científicos mostraram que a TC é efetiva para uma variedade de problemas e transtornos. Um estudo recente, realizado na Suécia, demonstrou a eficácia da TC nas dietas de emagrecimento. Os pesquisadores apresentaram o resultado de um estudo em que os participantes foram submetidos a 10 semanas de TC e retornaram para acompanhamento depois de 18 meses após o tratamento. Essas pessoas emagreceram inicialmente 8 quilos em média. Um ano e meio depois elas continuavam emagrecendo bastante. (Outro grupo que não foi submetido à TC engordou durante o mesmo período.) Esses resultados são muito expressivos.

O que faz do programa de TC um sucesso? Afinal de contas as estatísticas nos mostram que mesmo as pessoas que emagrecem voltam a engordar dentro de um ano. Um dos ingredientes-chave em todo tratamento com TC é a ênfase dada em ajudar as pessoas a mudarem seus pensamentos de tal forma que possam mudar suas ações. A característica chave deste livro de tarefas é a ênfase dada ao ensinamento de como identificar e contrariar vigorosamente os pensamentos que sabotam seu esforço para fazer dieta. Você vai aprender as ferramentas necessárias e fazer o que é preciso para eliminar o excesso de peso e se manter assim definitivamente.

Como o seu pensamento pode levar você a sair da dieta

Reflita sobre a última vez em que você saiu da dieta, quando comeu alguma coisa que sabia que não podia comer. Era um daqueles maus alimentos restringidos pela dieta, ou um alimento permitido, mas que você comeu em quantidade maior do que o programado? O que você pensou para se permitir comer? É incrível o quanto nossa mente pode ser criativa quando queremos realmente fazer algo que não devemos. Talvez você tenha pensado algo como *Tudo bem comer isto por que..., Estou estressado/faminto, /Não me importo, /Eu realmente quero comer, /Todo mundo está comendo, /Parece tão gostoso, /Eu não posso resistir, /Não tem importância, /Vou recomeçar a dieta de novo amanhã, /É de graça, /Ninguém está vendo, /Estou comemorando.*

Analisando agora, talvez compreenda o quanto esse tipo de pensamento é distorcido. Você compreende que não é correto comer quando se quer emagrecer, mas os pensamentos sabotadores podem ser muito convincentes no momento em que ocorrem.

Felizmente, existem ferramentas eficazes para contrariá-los.

Comer parece automático – mas não é

Você acredita que se alimenta, às vezes, de modo involuntário, ou seja, que você não está pensando em nada quando coloca a comida na boca? Por exemplo, sob estresse, você já passou pela experiência de comer um pote de sorvete sem se dar conta? Esse gesto pode parecer automático e involuntário, mas não é. Funções biológicas – como as batidas de seu coração e a digestão – são processos automáticos, mas comer não é. Você, invariavelmente, tem que tomar uma decisão sobre comer ou não comer, continuar comendo ou parar.

Eis outra maneira de ver essa questão: vamos supor que você esteja vendo um filme com alguns amigos, em casa. Na mesa à sua frente estão um prato cheio de bolachas, alguns guardanapos e também porta-copos redondos. Você planejou comer apenas uma bolacha enquanto assistia ao filme. Entretanto, sem se dar conta, comeu três delas. Esse gesto não foi automático. *Você primeiro pensou sobre isso.* Além do mais, se comer fosse um processo automático que não requisitasse nenhum pensamento precedente, então por que você não comeu um porta-copos que tinha o mesmo tamanho da bolacha? Não, você pensou sobre cada bolacha antes de pegá-la, mesmo que não estivesse muito consciente disso naquele momento.

O ato de comer parece automático justamente porque sua atenção está voltada para outras coisas. Esta falta de foco às vezes não é intencional; você se distrai conversando ou prestando atenção em outros estímulos ambientais. Em outras ocasiões, é possível que você não esteja realmente querendo saber a quantidade que está comendo. Neste caso, você não está totalmente distraído. Você sabe, de certa maneira, que está continuando a colocar alimentos na boca. E ainda bem! Se o ato de comer fosse automático de fato, então não nos restaria nada a fazer.

Os gatilhos e o processo alimentar

Os pensamentos que lhe vem à mente, sobre alimentação, não surgem do nada. Existe sempre um gatilho que os precede. Por exemplo, ao abrir o armário da cozinha para pegar alguma coisa, você vê um pacote de bolacha. A visão do pacote é o gatilho. Você, então, tem pensamentos como *Isso deve estar muito gostoso. Acho que quero um*. A seguir, segura e abre o pacote levando uma bolacha à boca. Os gatilhos, todavia, não o levam a comer automaticamente. Os seus *pensamentos* determinam se você realmente come ou não. Veja, a seguir, cinco categorias de gatilhos. Assinale os que você já experienciou:

- ☐ **Biológicos**: vazio no estômago, sede, desejos influenciados pelos hormônios e outros processos biológicos.
- ☐ **Ambientais**: visão ou cheiro de alimentos, programas culinários, comerciais de produtos alimentícios.
- ☐ **Mentais**: pensamentos sobre comida (por exemplo, sobre a proximidade da hora do almoço) ou sobre comer algo delicioso, lembrar-se de alimentos saborosos que você experimentou no passado (memória positiva), ou lembrar-se de situações onde passou fome ou se sentiu em privação (memória negativa).
- ☐ **Emocionais**: tensão, ansiedade, tristeza, solidão, aborrecimento e outras emoções negativas; também emoções positivas, como felicidade e excitação.
- ☐ **Sociais**: ser incentivado a comer ou estar com pessoas que estejam comendo.

Alguns gatilhos são óbvios: passar por uma pizzaria e sentir o delicioso aroma que vem de lá. Outros não são tão óbvios assim: você anseia (*cravings*)* comer chocolate e não percebe que isso pode ser consequência de estimulação hormonal. Felizmente, a não-identificação dos tipos de gatilhos que o levam a comer não é tão crítica. Entretanto ajuda bastante saber quais gatilhos têm mais probabilidade de estimular seu apetite, para que você possa diminuir sua exposição a eles, principalmente no início da dieta. Entretanto, não importam quais sejam os estímulos, você aprenderá a usar estratégias para não ceder a nenhum dos estímulos que fazem você comer.

O pensamento das pessoas que fazem dieta para emagrecer *versus* o pensamento das pessoas que são magras

Seus pensamentos sabotadores impedem você de resistir a qualquer tipo de gatilho para comer. Existe uma interessante diferença entre o pensamento dos indivíduos que não conseguem emagrecer e o dos que emagreceram e estão se mantendo magros

---

* N. de R.T. Anseios (ânsia) é a tradução para a palavra *cravings*, pelo Michaelis Moderno Dicionário de Inglês.

como o auxílio do programa **A dieta definitiva de Beck**. Tanto um quanto o outro estão sujeitos aos mesmos tipos de gatilho. Os indivíduos que não conseguem emagrecer, entretanto, têm características e maneiras de pensar que podem conduzir ao insucesso, como se pode ver no quadro a ao lado.

Identifique os pensamentos

Até este momento, é possível que você não tivesse consciência dos pensamentos que você tem um pouco antes de comer. Na verdade, eles duram apenas um milésimo de segundo. Você simplesmente pensa alguma coisa como *Eu quero comer isso*. Mais adiante, neste programa, você aprenderá a identificar seus pensamentos. Nada impede, entretanto, que você comece a praticar agora, se quiser. Sempre que tiver vontade de comer pergunte a você mesmo *O que está passando na minha cabeça neste momento? O que estou pensando?*

Não fique preocupado se encontrar dificuldades no início. Vou apresentar diversos exemplos de pensamentos sabotadores, no transcorrer deste livro, e as ferramentas para contrariá-los farão com que este exercício fique cada vez mais fácil para você.

Quadro das diferentes maneiras de pensar

Características dos que fracassam	Pensamentos dos que fracassam	Pensamentos dos que são bem-sucedidos
Confusão entre fome e vontade de comer	Eu jantei há apenas meia hora e já estou morrendo de fome. Tenho que tomar um lanche.	Eu não estou com fome. Provavelmente isso seja uma compulsão. Eu não tenho necessidade de comer esses bolinhos.
Intolerância à fome	Não consigo tolerar a fome.	A fome é um pouco desconfortável, mas sou capaz de tolerá-la. Ela vai passar se eu focar minha atenção em outra coisa.
Desejo de se sentir bastante saciado	Se eu comer bastante, ficarei mais satisfeito e não correrei o risco de sentir fome.	Não me importo de sentir fome. Prefiro comer menos e ficar magro a comer bastante e engordar.
Decepcionado	Não fará diferença comer um pouco mais.	Comer mais faz diferença. Vai fortalecer meu hábito de ceder o que fará com que eu esteja mais propenso a ceder novamente depois... e depois...
Comer como estratégia para lidar com as emoções	Estou aborrecido. Se eu comer, vou me sentir melhor. Eu mereço me satisfazer.	Se eu comer, terei dois problemas: o que está me preocupando no momento e o que vou arrumar por ter comido. Em poucos minutos, vou me sentir muito mal se eu comer agora.
Desânimo com o ganho de peso	Não acredito que engordei! Isso é péssimo. Não consigo emagrecer. Talvez seja melhor *desistir*.	Bem, engordei um pouco. Nesta semana, serei mais cuidadoso.
Foco na injustiça	É tão injusto ver os outros comendo e eu não.	Estou tão feliz por não ter comido como os outros. Eu prefiro ficar magro.

2
Prepare-se para iniciar o programa

Antes mesmo que você inicie o programa **A dieta definitiva de Beck**, eu gostaria que fizesse o seguinte: escolhesse um técnico de dieta, um planejamento alimentar saudável (na verdade, você deverá escolher dois – mais adiante explicarei o motivo) e um bom programa de exercícios físicos. Comece procurando um técnico que apoie você e que possa ajudá-lo a decidir sobre uma dieta nutritiva e sobre um programa viável de exercícios.

Escolha um técnico de dieta

Algumas pessoas relutam em abordar alguém – geralmente um amigo confiável ou membro da família – sobre a possibilidade de ser seu técnico de dieta. Espero que não se sinta desconfortável como algumas pessoas se sentem, por pedir a alguém que faça isso para você. O esforço que você está fazendo para perder peso é verdadeiramente maravilhoso; é admirável, e não vergonhoso. Também espero que você não esteja preocupado, pensando que vai constranger alguém por lhe fazer esse pedido. Muitas pessoas, na verdade, se sentem honradas por poderem ajudar. Ser um técnico de dieta não demanda muito tempo. Combine de telefonar para o técnico (ou se encontrar com ele) uma vez por semana, a fim de relatar seu progresso, e telefonar ou enviar um *e-mail* nos intervalos dos encontros, sempre que precisar de uma ajuda extra.

Quem você escolheria para ser seu técnico de dieta? Não é necessário que o técnico tenha experiência em dieta, o importante é que ele apoie você e seja um bom solucionador de problemas. Veja algumas sugestões:

- Um amigo, uma pessoa da família, um colega de trabalho ou um membro de sua comunidade.
- Alguém que frequente um grupo de apoio para pessoas que fazem dieta.

- Um nutricionista.
- Alguém que participe de um grupo de apoio pela internet.

Eu gostaria que seu técnico de dieta fosse escolhido nesta etapa do programa, apesar de saber que nas primeiras semanas você não vai precisar muito dele. Na minha experiência, as pessoas que fazem dieta estão muito menos propensas a pedir ajuda no momento em que os problemas começam. Assim, é preferível ter alguém com quem você possa conversar com frequência. Você poderá pedir para que ele ajude você a se manter motivado, a construir sua autoconfiança e a resolver problemas. O fato de relatar as mudanças de peso a alguém, todas as semanas, vai fazer com que você fique mais comprometido com a dieta.

Escolha sua dieta

Ao mesmo tempo em que não recomendo nenhum planejamento alimentar especial, faço questão absoluta de que você escolha uma dieta *saudável* e *razoável,* que lhe possibilite comer uma variedade de alimentos frescos (frutas, vegetais, grãos, com baixo teor proteico, gorduras não-saturadas), que lhe dê muitos nutrientes e que não seja tão restritiva em termos calóricos (vários especialistas recomendam que sua alimentação contenha entre 1200 a 1600 calorias por dia). É importante também que sua escolha recaia sobre um programa alimentar cujas refeições sejam fáceis de preparar e que agradem seu paladar.

Existem dois tipos básicos de dieta: uma delas prevê um grupo fixo de alimentos (informando-lhe, especificamente, o que e quanto comer, além de fornecer cardápios a serem seguidos); a outra requer que você calcule o que vai comer de acordo com um grupo de alimentos (calorias, carboidratos, quer por pontos, quer por quantidades). Existem dietas que são uma combinação desses dois modelos. A dieta escolhida deve ser relativamente simples de seguir (um planejamento alimentar complicado ou uma dieta que requer a execução de comidas especiais ou de receitas elaboradas, acaba sendo frustrante, ao longo do tempo) e, o que é mais importante, deve ser saudável (a dieta da uva ou a da sopa de couve pode funcionar durante alguns dias, mas, com certeza, não são saudáveis nem sustentáveis por muito tempo).

Antes de começar

Marque uma consulta médica

Todo mundo precisa consultar um médico, tão logo tenha escolhido a dieta – porém, antes de começá-la – para verificar se é segura e nutritivamente correta. Você precisa também se certificar de que o plano de atividade física escolhido é seguro e eficaz no seu caso.

Prós e contras dos métodos de dietas

Todas as dietas têm aspectos positivos e negativos. É útil revisar as características de cada uma delas antes de fazer sua escolha.

Características das dietas	
Esquema de alimentos fixos	**Esquema de contagem**
Vantagens	**Vantagens**
Oferece cardápios e quase sempre receitas para cada refeição. Não requer tomada de decisão frequente sobre o que comer nem contagem de calorias ou de quantidades de alimento. Facilita as compras no supermercado e a preparação dos alimentos. Deixa bem evidente o que e quanto comer em cada refeição.	Favorece a elaboração do próprio cardápio e oferece um numero maior de opções para a preparação das comidas preferidas. Favorece refeições fora de casa. Possibilita a compra de alimentos da estação ou que estejam em promoção, sendo funcional para a manutenção do orçamento e para o consumo de alimentos frescos, sazonais e regionais.
Desvantagens	**Desvantagens**
Não oferece muitas opções. A alimentação é direcionada. Dificulta a manutenção de planejamento alimentar em viagens ou em refeições fora de casa. Pode eleger alimentos que não sejam de sua preferência pessoal.	Requer atenção para que a alimentação seja nutritiva. A escolha de alimentos que cumpram a pontuação das calorias corretamente, mas que não sejam nutritivos, pode gerar fome e anseios. Além disso, para contar calorias é necessário dispor de mais tempo para planejar as refeições e selecionar alimentos adequados ao equilíbrio nutricional.

Mantenha-se informado sobre as calorias e a medida das porções

É essencial se manter informado sobre o consumo calórico, mesmo que o planejamento não requeira a contagem das calorias. Para emagrecer, é necessário consumir menos calorias do que se queima. Ter um planejamento que permita comer quantidades ilimitadas de alguns alimentos pode contribuir para a formação do hábito de consumir grandes porções, o que acaba favorecendo a ingestão de muitas calorias.

Modifique sua dieta

Agora vamos conversar sobre a possibilidade realista de você seguir uma determinada dieta por um longo período de tempo. Se ela restringe certos alimentos, parece realista para você a expectativa de nunca mais consumir? Eu não desejo que você se posicione acima de qualquer falha. É necessário pensar, já, nas modificações a fazer em seu planejamento alimentar para que seja possível continuar com ele por muito tempo.

Talvez você queira comer algo não-nutritivo para comer todos os dias, como eu faço, por exemplo. Mesmo que esse tipo de alimento não conste no planejamento, ainda assim você poderá optar por ele, avaliando o número de calorias que contém para contrabalançar com outros alimentos. Fique atento, porém, para não pular uma refeição saudável, pois nesse caso, seu corpo poderá se rebelar, dificultando a manutenção da dieta. Decida, precisamente, em que ocasião você vai comer os alimentos proibidos. Eu, por exemplo, escolhi o meu lanche da noite – e, absolutamente, em nenhuma outra ocasião. Não quero que você decida modificar sua dieta sob o impulso do momento. Isso é uma receita para o desastre. Decida, racionalmente, agora, antes de começar a dieta. Peça ao seu técnico para ajudá-lo nessa questão.

Outra possibilidade é modificar o número de refeições por dia. A despeito do que esteja prescrito em sua dieta, o que é melhor para você? Algumas pessoas preferem comer apenas três refeições e nenhum lanche. Outras se saem melhor fazendo três refeições menores e adicionando um, dois ou três lanches. Qualquer que seja sua decisão, não deixe de tomar o café-da-manhã, almoçar e jantar, no mínimo. Não pule refeições!

Avalie sua dieta

Depois de ler sobre os diferentes tipos de dieta, está na hora de examinar suas opções:

- Vá a uma livraria.
- Consulte seu médico.
- Telefone para as pessoas que já fizeram dieta e foram bem-sucedidas.
- Investigue programas especializados de emagrecimento.
- Procure programas de emagrecimento em hospitais, clubes ou centros comunitários.
- Procure um nutricionista.
- Recorra à internet.

E sobre alimentos pré-embalados?

Uma das possibilidades que a dieta apoiada em grupos fixos de alimentos oferece é o consumo de comida pré-embalada obtida em casas especializadas em dietas ou em supermercados. Essa opção auxilia você no aprendizado do tamanho certo das porções, além, é claro, de tornar a vida mais fácil. Portanto, tudo bem usar essa estratégia no início (a menos que você tenha uma condição médica que obrigue você a reduzir o sal ou outros adicionais).

O aspecto negativo é que esse tipo de alimentação pode não se enquadrar em seu estilo de vida (se você costuma fazer algumas refeições fora de casa); ela limita o consumo de alimentos frescos que são desprovidos de aditivos, e apenas retarda a necessidade de aprender a comer "normalmente", uma vez que não é saudável (ou econômico) comer alimentos pré-embalados pelo resto da vida.

Posso continuar comendo *fast food*?

Eu quero que você seja flexível o bastante para poder programar qualquer alimento que queira comer, até *fast food*. É preciso que você consuma alguns alimentos em pequenas quantidades – e não com tanta frequência –, ainda mais se eles forem muito calóricos e pouco nutritivos ou contiverem ingredientes que não sejam bons para a saúde. No início da dieta, entretanto, você poderá comer *fast food* se for permitido pelo seu planejamento alimentar. Tente, se quiser, mas tome cuidado com seus desejos. Muitas pessoas se perdem por causa do cheiro das batatas fritas, por exemplo, e as comem mesmo que não tenham programado isso. Eu não quero colocar muitas tentações em seu caminho, inicialmente. Os desejos não são ruins – mas são desconfortáveis e eu quero que você faça o possível para minimizá-los.

Depois de examinar várias dietas, é preciso revisá-las exaustiva e cuidadosamente. Assim que já tiver escolhido um planejamento alimentar em potencial, complete esta lista de itens:

Sim Não

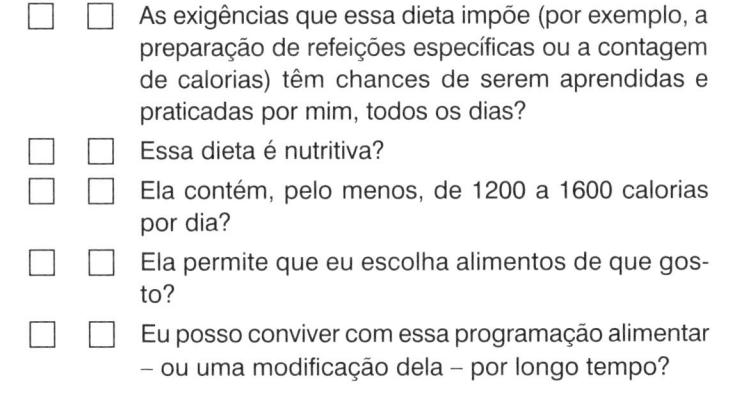

☐ ☐ As exigências que essa dieta impõe (por exemplo, a preparação de refeições específicas ou a contagem de calorias) têm chances de serem aprendidas e praticadas por mim, todos os dias?

☐ ☐ Essa dieta é nutritiva?

☐ ☐ Ela contém, pelo menos, de 1200 a 1600 calorias por dia?

☐ ☐ Ela permite que eu escolha alimentos de que gosto?

☐ ☐ Eu posso conviver com essa programação alimentar – ou uma modificação dela – por longo tempo?

Se você respondeu afirmativamente a todas as perguntas, então encontrou a dieta que procurava. Se houve respostas negativas, mesmo que a um item apenas, existe uma boa chance de que você acabe achando a dieta difícil, depois de algum tempo.

Quando já tiver em mãos a dieta escolhida, acredite ou não, vou lhe pedir a você que escolha *outra*. Inúmeras pessoas com que trabalhei se tornaram desgostosas com sua primeira dieta e, sem terem feito um planejamento alimentar para substituí-la, acabaram, simplesmente, abandonando o programa por completo. Por isso, eu gostaria que você escolhesse agora a dieta que pode substituir a primeira, caso ela se torne cansativa para você.

Escolha o seu programa de exercícios físicos

A atividade física queima caloria, dá energia e melhora a saúde geral. É parte integrante do emagrecimento e da manutenção dele – fundamental para que você fique tão saudável quanto possível. Pode ser que no passado a atividade física fosse vista por você como opcional. Neste momento, eu gostaria que você a encarasse como obrigatória.

Uma dica para você agregar exercícios à sua vida é escolher atividades que gosta de fazer. Caminhar pode ser uma opção, percorrer grandes distâncias, correr, trabalhar num clube, fazer ginástica, dançar, ou fazer aula de artes marciais, praticar esporte, se orientar através de um vídeo ou programa de TV, nadar ou andar de bicicleta.

Se até agora você não tem o hábito de se exercitar, vai ter que organizar sua vida em torno disso, em vez de se exercitar apenas quando puder. A única maneira de fazer atividades físicas consistentemente é agendá-las. Você vai precisar também de um plano reserva caso tenha programado exercícios ao ar livre e o tempo estiver ruim.

Por fim, eu gostaria que você, além do programa escolhido, começasse a procurar oportunidades para praticar "exercícios espontâneos" durante o dia, sempre que puder. Veja algumas sugestões:

- Subir escadas em vez de sempre pegar o elevador,
- Estacionar à certa distância de seu destino final.
- Descer do ônibus alguns pontos antes.
- Percorrer os corredores de seu edifício várias vezes por dia.
- Levar seu cão para passeios extras.
- Colocar música e dançar.
- Dar um passeio por todo o *shopping* antes de fazer as compras.

Depois de aprender os princípios básicos sobre escolher o técnico de dieta, selecionar programas alimentares saudáveis e fazer da atividade física uma prioridade, você está apto a conhecer um pouco mais sobre você e seus hábitos alimentares.

3

A dieta definitiva de Beck
Questionário

Antes de iniciar sua dieta, gostaria que você respondesse este questionário, que é uma versão modificada daquele que aplicamos às pessoas que consultam conosco no Instituto Beck de Terapia Cognitiva, quando vão fazer dieta. Você responderá o questionário novamente, daqui a seis semanas, em outro contexto. Acho que você vai se surpreender com a mudança de suas respostas depois de ter feito este programa.

Este questionário foi delineado para fazer você pensar a respeito do seu histórico de dieta, de seu nível de motivação, de seus hábitos alimentares, das suas reações sobre restrição alimentar, das suas respostas à fome e aos desejos, e dos seus motivos para comer demais. Dê o melhor de si ao responder cada questão. Sublinhe as perguntas para as quais você não tem ainda uma resposta segura e reserve-as para serem respondidas quando estiver mais consciente de seus pensamentos e comportamentos nas próximas semanas. Algumas pessoas, por exemplo, encontraram dificuldade, inicialmente, para responder esta questão: Com que frequência você tenta evitar a sensação de fome ou os desejos incontroláveis de comer?

Histórico de dieta

- Quantas vezes você tentou emagrecer?
- Quantas vezes você emagreceu, mas recuperou todo o peso ou parte dele?
- Qual é o seu grau de satisfação com o peso atual?
  ☐ Nenhum ☐ Pouco ☐ Moderado
  ☐ Muito   ☐ Total

A razão pela qual faço essas perguntas é colocar a seguinte ideia em sua cabeça: qualquer coisa que tenha feito antes não o ajudou o suficiente no objetivo de torná-lo uma pessoa magra;

caso contrário, você não teria voltado a engordar. Se a qualquer momento estiver pensando em não cumprir algumas tarefas deste livro, lembre-se que você, até hoje, não atingiu seus objetivos e que isso provavelmente aconteceu porque você não havia aprendido, nem praticado, nem usado estas técnicas.

Nível de motivação

- Qual é sua disposição de mudar seus hábitos alimentares e de fazer exercícios?
  ☐ Nenhuma   ☐ Pouca   ☐ Moderada
  ☐ Muita   ☐ Total

- Qual é sua disposição para revelar às pessoas que são importantes para você que está mudando a maneira de se alimentar?
  ☐ Nenhuma   ☐ Pouca   ☐ Moderada
  ☐ Muita   ☐ Total

- Qual é sua disposição para priorizar exercícios físicos, comprar alimentos que fazem parte de sua dieta e preparar de comidas saudáveis?
  ☐ Nenhuma   ☐ Pouca   ☐ Moderada
  ☐ Muita   ☐ Total

Se você não está suficientemente motivado a realizar essas tarefas, vai precisar aprender a aumentar sua motivação, porque elas são essenciais. Existe alguma razão que faça você acreditar na possibilidade não só de emagrecer mas também de se manter uma pessoa magra pelo resto da vida, sem fazer essas coisas?

Hábitos alimentares

- Com que frequência você come em pé?
  ☐ Nunca   ☐ Raramente   ☐ Algumas vezes
  ☐ Frequentemente ☐ Sempre

- Com que frequência você come depressa?
  ☐ Nunca   ☐ Raramente   ☐ Algumas vezes
  ☐ Frequentemente ☐ Sempre

- Com que frequência você deixa de observar cada porção que está comendo?
  ☐ Nunca   ☐ Raramente   ☐ Algumas vezes
  ☐ Frequentemente ☐ Sempre

Não fique preocupado se as respostas a esse questionário fizerem você compreender que seus hábitos alimentares precisam melhorar. Você vai aprender, de forma consistente, a se sentar para fazer refeições, comer devagar e observar cada porção de alimento.

Quais são suas reações habituais com as dietas?

- Com que frequência você se sente injustiçado por não poder comer o que e quanto os outros comem?
  ☐ Nunca   ☐ Raramente   ☐ Algumas vezes
  ☐ Frequentemente ☐ Sempre

- Com que frequência você se sente desanimado quando está fazendo dieta?
  ☐ Nunca   ☐ Raramente   ☐ Algumas vezes
  ☐ Frequentemente ☐ Sempre

- Com que frequência você se sente privado das coisas boas?
  ☐ Nunca   ☐ Raramente   ☐ Algumas vezes
  ☐ Frequentemente   ☐ Sempre

- Com que frequência você pensa que fazer dieta é muito difícil?
  ☐ Nunca   ☐ Raramente   ☐ Algumas vezes
  ☐ Frequentemente   ☐ Sempre

- Com que frequência você pensa que a dieta não vale a pena?
  ☐ Nunca   ☐ Raramente   ☐ Algumas vezes
  ☐ Frequentemente   ☐ Sempre

A maioria das pessoas que fracassaram ao fazer dieta tem atitudes negativas. Neste livro, você vai aprender a desenvolver atitudes mais funcionais.

Fome e desejos

- Com que frequência você evita a sensação de fome ou desejos por comida (comendo além do ponto médio de saciedade, ou comendo entre as refeições alimentos não-planejados)?
  ☐ Nunca   ☐ Raramente   ☐ Algumas vezes
  ☐ Frequentemente   ☐ Sempre

- Com que frequência você pensa *Eu realmente preciso comer alguma coisa agora*?
  ☐ Nunca   ☐ Raramente   ☐ Algumas vezes
  ☐ Frequentemente   ☐ Sempre

- Com que frequência você fica em dúvida se está realmente com fome ou não?
  ☐ Nunca   ☐ Raramente   ☐ Algumas vezes
  ☐ Frequentemente   ☐ Sempre

A maioria das pessoas confunde fome e vontade de comer. Também acredita que seja ruim experimentar essas sensações. Você vai fazer experimentos para se convencer de que fome e vontade de comer não são ruins, são apenas desconfortáveis, aparecem e desaparecem, e você pode aprender a tolerá-los.

Comer demais

Você come mais do que deveria quando...

- Está desanimado, nervoso, sozinho, frustrado ou incomodado.
  ☐ Nunca   ☐ Raramente   ☐ Algumas vezes
  ☐ Frequentemente   ☐ Sempre

- Está aborrecido.
  ☐ Nunca   ☐ Raramente   ☐ Algumas vezes
  ☐ Frequentemente   ☐ Sempre

- Está evitando ou postergando algo que sabe que deveria fazer.
  ☐ Nunca   ☐ Raramente   ☐ Algumas vezes
  ☐ Frequentemente   ☐ Sempre

- Está cansado.
  ☐ Nunca   ☐ Raramente   ☐ Algumas vezes
  ☐ Frequentemente   ☐ Sempre

- Não está se sentindo bem fisicamente.
  ☐ Nunca ☐ Raramente ☐ Algumas vezes
  ☐ Frequentemente ☐ Sempre

- Está com muita fome ou com vontade de comer.
  ☐ Nunca ☐ Raramente ☐ Algumas vezes
  ☐ Frequentemente ☐ Sempre

A maioria das pessoas que luta para emagrecer acaba comendo demais em resposta a estímulos emocionais e/ou físicos. Você vai aprender, através deste livro, a como se planejar com antecedência e o que fazer ao se deparar como esses estímulos.

Quando você vê alimentos que não deveria comer, com que frequência você pensa:
Bem, não tem importância comer isso porque...

- Não é um pedaço inteiro.
  ☐ Nunca ☐ Raramente ☐ Algumas vezes
  ☐ Frequentemente ☐ Sempre

- Não é tão calórico.
  ☐ Nunca ☐ Raramente ☐ Algumas vezes
  ☐ Frequentemente ☐ Sempre

- Vou compensar depois.
  ☐ Nunca ☐ Raramente ☐ Algumas vezes
  ☐ Frequentemente ☐ Sempre

- Posso começar amanhã novamente.
  ☐ Nunca ☐ Raramente ☐ Algumas vezes
  ☐ Frequentemente ☐ Sempre

- Só uma vez não faz mal.
  ☐ Nunca ☐ Raramente ☐ Algumas vezes
  ☐ Frequentemente ☐ Sempre

- Seria um desperdício.
  ☐ Nunca ☐ Raramente ☐ Algumas vezes
  ☐ Frequentemente ☐ Sempre

- Ninguém está vendo.
  ☐ Nunca ☐ Raramente ☐ Algumas vezes
  ☐ Frequentemente ☐ Sempre

- Eu já paguei por essa comida.
  ☐ Nunca ☐ Raramente ☐ Algumas vezes
  ☐ Frequentemente ☐ Sempre

- Eu não me importo.
  ☐ Nunca ☐ Raramente ☐ Algumas vezes
  ☐ Frequentemente ☐ Sempre

- Eu realmente quero comer.
  ☐ Nunca ☐ Raramente ☐ Algumas vezes
  ☐ Frequentemente ☐ Sempre

- Eu mereço uma recompensa.
  ☐ Nunca ☐ Raramente ☐ Algumas vezes
  ☐ Frequentemente ☐ Sempre

- Estou comemorando.
  - ☐ Nunca   ☐ Raramente   ☐ Algumas vezes
  - ☐ Frequentemente   ☐ Sempre
- Não tenho força de vontade.
  - ☐ Nunca   ☐ Raramente   ☐ Algumas vezes
  - ☐ Frequentemente   ☐ Sempre
- Eu já "trapaceei".
  - ☐ Nunca   ☐ Raramente   ☐ Algumas vezes
  - ☐ Frequentemente   ☐ Sempre

Quem faz dieta tem intermináveis razões (desculpas) para comer mais do que deveria. Você vai aprender a responder a pensamentos como estes tendo em mente as escolhas que pode fazer nessas situações: você pode ceder a essas desculpas, comer bastante e nunca se tornar uma pessoa magra, ou pode escolher cumprir o seu programa alimentar.

Quando você vê alimentos que não deveria comer, com que frequência você pensa:
Bem, não tem importância comer isto porque...

- As pessoas podem me achar esquisito [se eu não comer como eles].
  - ☐ Nunca   ☐ Raramente   ☐ Algumas vezes
  - ☐ Frequentemente   ☐ Sempre
- Se eu não comer, posso desagradar alguém.
  - ☐ Nunca   ☐ Raramente   ☐ Algumas vezes
  - ☐ Frequentemente   ☐ Sempre
- Ninguém me falou para não comer.
  - ☐ Nunca   ☐ Raramente   ☐ Algumas vezes
  - ☐ Frequentemente   ☐ Sempre
- Todos estão comendo.
  - ☐ Nunca   ☐ Raramente   ☐ Algumas vezes
  - ☐ Frequentemente   ☐ Sempre

É interessante observar como as pessoas que fazem dieta podem justificar o fato de comerem demais em função de atitudes e comportamentos dos outros. Isso se chama racionalização. Se você deseja perder o excesso de peso e se manter magro, precisa trabalhar consistentemente em direção a esse objetivo, sem se importar com o que os outros digam ou façam.

Você poderia ter um transtorno alimentar?

Se você pula de dieta em dieta e não consegue manter sua perda de peso, você é um excelente candidato ao programa **A dieta definitiva de Beck**.

Entretanto, se você tem um transtorno alimentar, você precisará de ajuda profissional, o que está além do contexto deste livro. Para ter certeza de que você não tem um transtorno alimentar, responda as seguintes perguntas:

- Você tem pensamentos obsessivos com comida, dieta, peso ou aparência em detrimento dos aspectos mais importantes de sua vida?

- Você já chegou a pesar menos do que é considerado o peso ideal para você? (Se ainda não sabe qual é o seu peso ideal, pergunte a um profissional da saúde).
- Você tem história de restrição alimentar severa?
- Você come de forma compulsiva e vomita depois de comer ou abusa de laxantes?
- Você faz exercícios em excesso para tentar se manter abaixo do peso?

Se você respondeu afirmativamente a qualquer uma dessas perguntas, por favor, marque uma consulta com um profissional de saúde mental. Este programa não é indicado para você. Além disso, se você tem um problema de saúde, pergunte ao seu médico se fazer uma dieta é uma boa ideia para você.

Agora que você já terminou de responder o questionário, gostaria que desse uma olhada em suas respostas e escrevesse, no espaço em branco, algumas coisas importantes que aprendeu sobre você mesmo:

_____
_____
_____
_____
_____
_____
_____
_____
_____
_____
_____
_____

4
Como se motivar

Tenho certeza de que você tem inúmeras razões para querer emagrecer. Muitas delas você poderia enumerar neste instante. Entretanto, como a maioria das pessoas que lutam com dietas, você pode não se lembrar dessas razões quando está motivado a comer algo que não deveria. Uma técnica essencial para ajudá-lo a controlar a alimentação é a de se lembrar constantemente dessas razões quando *não estiver* tentado a comer, pois assim estará motivado a se controlar quando *estiver*.

O quadro da página seguinte contém uma lista de razões que elaborei de pessoas que me consultaram através dos anos. Assinale todas as razões que se aplicam a você e, em seguida, escreva outras que lembrar. Continue acrescentando à lista, conforme o tempo for passando, outros benefícios maravilhosos dos quais hoje você ainda não tem consciência. Você vai ler esta lista muitas vezes durante os próximos dias, semanas, meses (e até mesmo anos). Você também vai encontrar uma lista de desvantagens que são comuns a quem faz dieta, acompanhadas por respostas adaptativas em destaque. Reveja as duas listas sempre que se sentir vulnerável a comer alguma coisa que não deveria quando estiver ressentido ou sobrecarregado pelas exigências de sua dieta. Leia o quadro da página seguinte agora e assinale cada ideia que julgar útil.

Depois de completar os dois quadros, você estará apto a ler mais um pouco deste livro.

Cartão das Razões Pelas Quais Quero Emagrecer

Assinale todas as vantagens que se aplicam a você. Utilize os espaços adicionais em branco para acrescentar outras que sejam mais específicas ao seu caso.

Vantagens de emagrecer	Vantagens de emagrecer
☐ Terei uma aparência melhor e serei mais atraente.	
☐ Serei mais confiante.	
☐ Poderei vestir roupas de numeração menor.	
☐ Poderei vestir roupas de mais estilo.	
☐ Comprarei mais roupas íntimas enfeitadas.	
☐ Ficarei mais feliz quando me olhar no espelho.	
☐ Vou gostar de experimentar roupas.	
☐ Vou me sentir melhor em trajes de banho.	
☐ Não me sentirei tão constrangido.	
☐ Receberei mais elogios.	
☐ Minha pressão sanguínea vai baixar.	
☐ Meu colesterol vai baixar.	
☐ Estarei menos propenso a desenvolver diabete do tipo 2.	
☐ Estarei em melhor forma física.	
☐ Terei mais resistência.	
☐ Terei mais energia.	
☐ Serei mais otimista.	
☐ Causarei boa impressão.	
☐ Serei capaz de cuidar de meus filhos.	
☐ Não ficarei tão inibido com meu corpo.	
☐ Gostarei mais da intimidade sexual.	
☐ Gostarei mais de mim.	
☐ Eu me sentirei como se tivesse realizado algo importante.	
☐ Estarei mais disposto a procurar emprego ou fazer outras modificações na minha vida	
☐ Serei menos autocrítico.	
☐ Farei mais coisas em público como dançar ou nadar.	
☐ Não ouvirei minha família comentando sobre o que estou comendo.	
☐ Serei mais assertivo.	
☐ Não me importarei de comer na frente das outras pessoas.	
☐ Sentirei que estou no controle.	
☐ ☐ ☐ ☐	

As desvantagens de fazer dieta e as respostas úteis

Eu não quero me sentir privado...

MAS eu posso modificar, com antecedência, minha dieta e incluir meus alimentos favoritos. Além disso, é preferível suportar alguma privação e ficar magro do que comer algo que quero – todas as vezes que quiser – e engordar.

Eu não quero ter que tolerar a fome ou desejos...

MAS existe uma porção de coisas que posso fazer para diminuir meu desconforto e, se eu não aprender a tolerar essa emoção negativa, não serei capaz de manter meu emagrecimento.

Eu não quero ter que comer diferente de outras pessoas...

MAS esse é o preço que, algumas vezes, vou ter que pagar para me tornar uma pessoa definitivamente magra.

Eu não quero ter que escrever um planejamento sobre o que vou comer. Quero comer espontaneamente...

MAS não posso agir assim e ficar na expectativa de me tornar magro.

Eu não quero ter que mudar minha rotina para criar tempo e energia a fim de fazer dieta...

MAS preciso encarar o fato de que não serei bem-sucedido a menos que aja dessa maneira.

Eu não quero que outras pessoas fiquem tristes comigo por causa das mudanças que estou fazendo...

MAS eu tenho o direito de fazer o que for preciso para emagrecer, desde que não aja maldosamente, fazendo outras pessoas se sentirem mal.

PENSE
O Programa

Princípios básicos

O programa, **A dieta definitiva de Beck**, tem duração de seis semanas. Nas duas primeiras, você aprenderá habilidades muito importantes que vão preparar você para fazer dieta. A dieta começa, mesmo, na terceira semana. Todos os dias, você deve ler as palavras iniciais correspondentes, fazer as tarefas recomendadas ao longo do dia e ir assinalando cada uma enquanto termina. Todas as noites, verifique a lista de tarefas. Assinale os itens que você completou e circule os que estiverem incompletos para que você possa encarar o fato de não estar fazendo tudo o que é preciso para emagrecer.

Se você se sentir desmotivado, é por que pensamentos sabotadores – ideias que pipocam em sua cabeça e enfraquecem sua decisão – estão atrapalhando. Leia os Cartões de Enfrentamento que se encontram no final deste livro e pense na possibilidade de criar os seus próprios. Os "enfrentamentos" que se encontram acima de cada lista de tarefas poderão servir de base para a criação de cartões extras. Se ainda assim a dificuldade de motivação persistir, ligue para seu técnico de dieta.

A partir do Dia 14, você vai preencher o Meu Planejamento Alimentar Diário para decidir, com antecedência, os alimentos a serem consumidos e, também, monitorar sua alimentação. Você vai proceder assim durante as quatro últimas semanas do programa. Além disso, depois do Dia 42 você vai preencher tabelas e gráficos que vão ajudar você a continuar emagrecendo ou a fazer a transição da fase da dieta para a de manutenção.

Além deste livro, você vai precisar ter em mãos alguns outros itens:

- Blocos de anotação autoadesivos, que serão usados para marcar as páginas do livro que você quer acessar facilmente, para "etiquetar" o gráfico do peso e o dia no qual você o está processando e para escrever lembretes que poderão ser

colocados em lugares como o espelho do banheiro, computador e porta da geladeira.
- Fichas de papel em branco, para confeccionar Cartões de Enfrentamento extras, que deverão ter o mesmo tamanho dos que estão no final deste livro. Você poderá, se preferir, recortar cartolinas para fazer seus Cartões de Enfrentamento.
- Uma balança de cozinha, xícaras e colheres de medida.
- Uma balança caseira.

Faça o programa dar certo para você. É possível realizar mais de uma tarefa por dia? Sim, vá tão depressa quanto quiser – *desde que faça todas as tarefas*. Se você for mais devagar, dará certo também? A resposta é novamente sim. Siga o seu próprio ritmo.

Por outro lado, se você já estava fazendo dieta ou já está fazendo manutenção, seria possível pular alguns passos? Não, por favor, não pule nenhum passo e certifique-se de completar todos eles na ordem certa. Mesmo que nesse momento você não esteja precisando usar todas as técnicas, vai acabar tendo que as aplicar mais cedo ou mais tarde. Quero que você use todas agora para que esteja bem preparado nos momentos mais difíceis. Faça todas as tarefas do livro. Elas são essenciais para um sucesso duradouro.

Uma última coisa, você vai perceber que a palavra *trapaça* não é usada no restante deste livro. Não gosto desse termo porque ele parece desmoralizar as pessoas, levando-as a se julgarem más. Se você for um caso crônico de dieta, o uso dessa palavra funcionará como uma permissão para você abandoná-la durante o resto do dia: *Trapaceei... Não deveria ter comido estas batatas fritas... Bom, então vou comer o que quiser hoje e começar de novo amanhã*. Para algumas pessoas, amanhã nunca chega e elas continuam comendo – e engordando. Eu prefiro usar o termo *equívoco*, em vez de trapaça. Ele ajuda a consolidar a ideia de que, mesmo saindo da dieta, não significa que o resto do dia esteja arruinado. Você é apenas humano. Você cometeu um equívoco. Entretanto, você pode recomeçar imediatamente.

Agora, você está apto a começar!

5

Semana 1
Fortaleça as bases para uma dieta de sucesso

A minha expectativa é que você, ao iniciar a primeira semana, esteja animado e tenha começado a perceber como as técnicas de terapia cognitiva vão lhe dar condições de emagrecer e manter o resultado – definitivamente. Entretanto, não se apresse em começar a dieta de imediato! Neste momento, para que tudo corra bem, você precisa aprender habilidades como, por exemplo, tolerar a fome e resistir aos desejos por comida. Mesmo que essas ferramentas não sejam necessárias agora, você vai precisar delas quando a primeira dificuldade aparecer – e eu quero ter garantias de que você vai saber exatamente o que fazer antes que as dificuldades apareçam. É decisivo despender tempo, então, para aprender as técnicas que você usará pelo resto da vida, sempre que a trajetória for árdua. E esta é a justificativa para o tema desta semana: "crie as bases para uma dieta de sucesso".

Se ainda assim você insistir em iniciar a dieta agora, pense desta maneira: preparar-se para fazer dieta é como treinar para participar de maratonas. Não é possível simplesmente fazer a inscrição e sair correndo mais de 40 quilômetros no dia seguinte. É necessário praticar bastante para desenvolver força e resistência. Sem disciplina e treinamento, é provável que você desanime e abandone a corrida. Fazer dieta também é assim – você precisa "treinar", disciplinar seus "músculos" de fazer dieta, desenvolver resistência – para que possa terminar a corrida e vencer.

Dia 1 Data _____

REGISTRE AS VANTAGENS DE EMAGRECER

É decisivo procurar, incessantemente, as razões que motivam você a emagrecer, para que elas o ajudem a se sentir comprometido a não repetir um prato, por exemplo, ou a não comer um lanche não-planejado. Assinale as tarefas a seguir, assim que as completar:

☐ Volte para a página 34, onde se encontra o cartão das razões pelas quais você quer emagrecer, e faça uma cópia.

☐ Faça, pelo menos, uma cópia extra desta lista para que possa levá-la com você aonde quer que vá e outra (ou mais) para deixar em locais de fácil acesso.

☐ Observe que na página seguinte existem respostas de enfrentamento para uma lista de desvantagens de emagrecer. Decida se quer copiá-la e distribuí-la pelos lugares de fácil acesso também.

☐ Seja criativo ao fazer listas extras. Por exemplo, copie-as em papel colorido para diferenciá-las. Copie as suas principais razões para emagrecer em cartões 3 x 5 cm ou na parte interior de um lindo cartão de saudações, ou use o computador para criar um cartão ou para fazer uma proteção de tela específica para você. Se você é uma pessoa "plugada", programe seu *e-mail*, ou telefone celular ou ainda o assistente digital para que envie esta lista a você algumas vezes por dia.

☐ Deixe a lista num lugar acessível: no espelho do quarto ou do banheiro, na geladeira ou no armário da cozinha. Cole-a numa das capas deste livro.

☐ Assegure-se de levar uma cópia dentro da bolsa ou do bolso, para que esteja à mão sempre que precisar.

☐ Decida exatamente quando planeja ler a lista. Nas próximas duas semanas, eu gostaria que a lesse pelo menos uma vez por dia. Quando você começar a dieta propriamente dita, deverá aumentar a frequência da leitura. Pode ser interessante fazer a leitura antes de cada refeição, por exemplo. Você deveria definitivamente agendá-la também para ocasiões gatilhos – aqueles momentos do dia quando estará quase sucumbindo aos desejos.

☐ Para não se esquecer de ler a lista de vantagens, crie um sistema que possa ativar sua memória (cole um adesivo ou programe um alarme, por exemplo).

☐ Se você tem pensamentos sabotadores que o impedem de fazer as tarefas, destaque o Cartão de Enfrentamento "Faça, Custe o que Custar" encontrado no final deste livro. Leia-o tantas vezes quanto necessário. Copie também nesse cartão, os enfrentamentos a seguir se você achar que serão úteis.

Em que você está pensando?

Pensamento sabotador: Emagrecer é muito importante para mim. Estou ciente o tempo inteiro de que é isso que quero, portanto não preciso ficar lendo esta lista.

Resposta adaptativa: Quando estou com vontade de comer alguma coisa, minha mente está focada em obter esse alimento e não em ser magro. É por isso que os motivos que tenho para emagrecer devem estar sedimentados, e eu só vou conseguir isso lendo esta lista todos os dias.

Lista das tarefas de hoje

Verifique a lista das tarefas todas as noites. Assinale os itens que você completou e circule os que estiverem incompletos para que você possa encarar o fato de não estar fazendo tudo o que é preciso para emagrecer.

Lembre-se: provavelmente foi por *não* ter feito todas estas tarefas no passado que você continua fazendo dieta até hoje e não está desfrutando de todos os benefícios de ser magro para sempre.

☐ Li minha lista de razões para emagrecer pelo menos uma vez hoje.

Dia 2   Data _____
ESCOLHA DUAS DIETAS RAZOÁVEIS

No Capítulo 2 deste livro, pedi que você pensasse no tipo de dieta que gostaria de experimentar. Consulte um médico para ter a certeza de que a dieta é adequada a você. Depois faça o seguinte:

☐ Escolha a dieta principal e a dieta de reserva para o caso de a primeira não funcionar. Assegure-se de que elas preenchem todos os critérios descritos na página 34.

Principal: _____ Reserva: _____

☐ Releia a página 34 se quiser fazer algumas modificações que garantam sua adesão à dieta em quaisquer circunstâncias. Lembre-se de que é importante *fazer as modificações com antecedência*. Não desejo que você se habitue a tomar decisões em situações difíceis e acabe se desviando da dieta. Descobri que *os desvios de última hora são a principal razão para se voltar a engordar*.

☐ Não modifique a dieta nos seguintes quesitos: deixando de tomar o café-da-manhã, comendo menos do que o recomendado com o objetivo de emagrecer mais depressa, sendo rigoroso durante a semana, mas "se acabando" nos finais de semana. As pesquisas mostram que qualquer dessas atividades invariavelmente leva ao ganho de peso. Escreva aqui as modificações que pretende fazer em sua dieta:

Em que você está pensando?

Pensamento sabotador: Acho que algumas dietas são melhores que outras. A mídia está cheia de dietas que dizem que a gente pode emagrecer rápida e facilmente – e ainda por cima, comendo o que quiser!

Resposta adaptativa: Nenhuma pesquisa científica sustenta a existência de dietas, pílulas ou suplementos "mágicos". Se eu quiser emagrecer, tenho que consumir menos calorias do que gasto.

Lista das tarefas de hoje

Verifique a lista das tarefas, todas as noites. Assinale os itens que você completou e circule os que estiverem incompletos para

que você possa encarar o fato de não estar fazendo tudo o que é preciso para emagrecer.

☐ Li minha lista de razões para emagrecer.

Dia 3 — Data _____
SENTE-SE PARA COMER

No Dia 15, você vai começar a restringir sua alimentação. Por isso é muito importante, hoje, aprender a prestar atenção e a saborear cada bocado de comida. Por ser difícil você se concentrar quando está de pé ou andando, o resultado é, quase sempre, comer demais nos dois casos. Antes de começar a dieta, quero que você aperfeiçoe a habilidade de comer sentado. Estas são suas tarefas para hoje:

☐ Comece hoje: sente-se para comer em 100% das refeições.

☐ Se perceber resistência de sua parte nesta etapa, pergunte o que está passando por sua cabeça. Talvez esteja tendo pensamentos sabotadores como estes:
- Estou muito ocupado para me sentar.
- Quando estou cozinhando, preciso experimentar os alimentos e nesse caso não tem importância comer de pé.
- Será um desperdício não comer as sobras, enquanto tiro a mesa.
- Estou apenas tirando um pedacinho, não estou fazendo uma refeição de verdade.
- As outras pessoas estão comendo de pé (na festa, na área de lazer, na praça de alimentação, etc.), portanto não tem importância fazer isso também.

☐ Escreva, a seguir, outros pensamentos que você tem:
_____
_____

☐ Sempre que os pensamentos sabotadores enfraquecerem sua motivação para se sentar, leia a lista de suas razões para emagrecer e também o Cartão de Enfrentamento "Faça, Custe o que Custar" que se encontra no final deste livro.

☐ Faça seus próprios Cartões de Enfrentamento. Use como exemplo as respostas relacionadas a seguir que se aplicarem a você.

Em que você está pensando?

Pensamento sabotador: Eu não tenho tempo para me sentar em todas as refeições ou lanches.
Resposta adaptativa: Ficar de pé não é uma opção – é uma situação SEM ESCOLHA. Preciso reorganizar meus horários para encontrar tempo se eu quiser me tornar uma pessoa magra para sempre.

Pensamento sabotador: Vou ficar de pé só desta vez.
Resposta adaptativa: "Só desta vez" pode se tornar "muito frequente". Preciso desenvolver habilidades permanentes para me obrigar a sentar enquanto estiver comendo, se quiser me tornar uma pessoa magra para sempre.

Lista das tarefas de hoje

Verifique a lista das tarefas, todas as noites. Assinale os itens que você completou e circule os que estiverem incompletos para que você possa encarar o fato de não estar fazendo tudo o que é preciso para emagrecer.

- [ ] Li a lista das razões que tenho para emagrecer (e outros Cartões de Enfrentamento, quando precisei).
- [ ] Eu me sentei em todas as refeições.

Dia 4   Data _____

ELOGIE-SE

Um dos maiores problemas encontrados pelas pessoas que fazem dieta é o sentimento de desamparo, no momento em que elas se afastam da dieta ou quando a balança mostra que não houve perda de peso. Os pensamentos sabotadores como *"Nossa! Eu pensei que conseguisse fazer dieta! Eu pensei que conseguisse emagrecer! Mas eu estava errado"* costumam ser constantes.

É preciso desenvolver a confiança de que você é capaz de fazer tudo o que precisa para emagrecer. Por isso, eu quero que você se elogie por todos os comportamentos adequados e por todas as decisões úteis que tomar relacionados à alimentação, e quero que você *comece a fazer isso imediatamente*, para se habituar a esse importante procedimento.

Assinale os itens a seguir à medida que os completar:

- [ ] Recorte e leia o Cartão de Enfrentamento ("Elogie-se"). Tenha-o com você para se acostumar a proceder assim.
- [ ] Pense no que você diria a sua melhor amiga se ela fizesse algo que, pelo seu julgamento, merecesse elogios. Provavelmente você diria algo como: *Você conseguiu, Isso é realmente muito bom, magnífico, Você merece um elogio, Bom trabalho*. Eu quero que diga a você mesma tudo o que diria a ela.
- [ ] Use uma pulseira de borracha ou algo semelhante em volta do pulso. Sempre que olhar para ela, lembre-se de se elogiar.
- [ ] Elogie-se sempre que completar uma das suas tarefas.
- [ ] Escreva, embaixo das listas diárias de tarefas, outras soluções relacionadas à dieta que mereçam elogios e que foram realizadas por você. Por exemplo, em algum momento, você se serviu de uma porção menor, escolheu um alimento de baixa caloria, refreou-se para não repetir pratos, resistiu à tentação de comer entre as refeições, ou tolerou a fome, embora você não tenha começado oficialmente a dieta?
- [ ] Fique atento à autocrítica porque ela enfraquece sua confiança. Ao comer algo que não deveria ou deixar de fazer exercícios, pense no que você diria à sua melhor amiga se ela cometesse o mesmo equívoco.
- [ ] Contrarie qualquer pensamento sabotador que você tem sobre essas tarefas e faça Cartões de Enfrentamento se achar útil. Leia exemplos de Cartões de Enfrentamento.

Em que você está pensando?

Pensamento sabotador: Eu nunca tinha feito, na verdade, algo tão difícil.
Resposta adaptativa: Não importa se as mudanças que vou fazer são fáceis ou difíceis. Eu preciso acostumar a me elogiar porque assim vou adquirir o conceito de que sou eficiente e controlado.

Pensamento sabotador: Parece tolo ficar me elogiando – é como ganhar uma estrela no caderno quando estava na escola.
Resposta adaptativa: Não é tolice, é absolutamente vital para o sucesso reconhecer meu desempenho. Não ter me elogiado, no passado talvez tenha contribuído para que meu emagrecimento não fosse permanente.

Lista das tarefas de hoje

Verifique a lista das tarefas todas as noites. Assinale os itens que você completou e circule os que estiverem incompletos para que você possa encarar o fato de não estar fazendo tudo o que é preciso para emagrecer.

☐ Li a lista das razões que tenho para emagrecer (e outros Cartões de Enfrentamento quando precisei).

☐ Eu me sentei em todas as refeições.

☐ Fiz elogios a mim mesmo por essas coisas e também porque:

_____

_____

_____

Dia 5   Data _____

ALIMENTE-SE DEVAGAR E CONSCIENTEMENTE

A tarefa de hoje vai refinar sua capacidade de apreciar cada porção de comida, porque comer devagar e atentamente aumentará sua satisfação psicológica. Quando você faz as refeições com rapidez, além de se sentir insatisfeito ao terminar de comer, sua comida vai acabar antes que seu corpo tenha tempo de reconhecer que já está saciado. A sensação de plenitude alimentar leva 20 minutos para ser registrada!

Veja o que você deve fazer: tome o café-da-manhã e almoce sozinho hoje. Assegure-se de que não terá nada que possa distraí-lo como a TV ligada, um livro, o computador ou pessoas conversando. Ponha no seu prato tudo que faz parte dessa refeição e retire as travessas da mesa antes de começar a comer. Aí, então, realize as seguintes tarefas:

☐ Pegue pequenas porções e mastigue lentamente.

☐ Termine de mastigar e engula cada porção antes de colocar mais comida no garfo.

☐ Descanse os talheres depois de algumas porções e conte até 10 antes de pegá-los novamente.

☐ Tome um gole de água a cada um ou dois minutos.

☐ Se a tentação para pular este exercício for grande, leia os Cartões de Enfrentamento "Faça, Custe o que Custar" e o "Coma Atentamente".

O ideal seria comer totalmente sem distração, mas isso não é um objetivo realista. Mesmo que você não esteja assistindo à TV, lendo ou usando o computador, provavelmente está comendo na companhia de outras pessoas. Em todo caso, gostaria de lhe ensinar a focar sua atenção em cada porção de alimento ao mesmo tempo em que se distrai com outras coisas. Assim sendo, no jantar desta noite faça o seguinte:

☐ Para se lembrar de usar todas as técnicas descritas, modifique alguma coisa em seu ambiente. Coloque uma etiqueta autocolante no lugar em que vai se sentar. Utilize talheres e travessas diferentes, ou, ainda, use um cronômetro para se levantar e sair da mesa por alguns minutos durante a refeição.

Em que você está pensando?

Pensamento sabotador: Não me parece natural comer devagar.
Resposta adaptativa: Quanto mais eu conseguir praticar essa habilidade, mais natural ela vai ficar. É um conceito essencial para emagrecer.

Lista das tarefas de hoje

Verifique a lista das tarefas todas as noites. Assinale os itens que você completou e circule os que estiverem incompletos para que você possa encarar o fato de não estar fazendo tudo que é preciso para emagrecer.

☐ Li a lista das razões que tenho para emagrecer (e outros Cartões de Enfrentamento quando precisei).

☐ Eu me sentei em todas as refeições, comi devagar e atentamente.

☐ Fiz elogios a mim mesmo por essas coisas e também porque:

_____
_____
_____
_____
_____

Dia 6   Data _____
ENCONTRE UM TÉCNICO DE DIETA

Hoje é o dia de conversar (pessoalmente ou por telefone) com o técnico de dieta escolhido por você quando começou a fazer esse programa.

☐ Organize-se para que os encontros sejam regulares, uma vez por semana e com hora marcada, (pessoalmente, de preferência), nos dias em que você precisa fazer o registro das mudanças ocorridas em seu peso (Dias 15, 22, 29, 36, etc.).

☐ Pense numa estratégia para falar com o técnico de dieta em outras ocasiões. Converse sobre a possibilidade de trocarem telefonemas, no início ou no final de cada semana, já que esta é uma ocasião vulnerável para a maioria das pessoas.

☐ No início – ou em tempos difíceis –, pense na possibilidade de contatar seu técnico diariamente. Você poderia, por exemplo, enviar-lhe *e-mail* ou deixar mensagem de voz dizendo como está. Até mesmo as pequenas dificuldades são um sinal para que você entre em contato com seu técnico de dieta.

Qualquer planejamento estabelecido precisa ser explícito e oficial. Quando começar a dieta, questione os seguintes itens com o seu técnico durante os encontros semanais:

- Mudanças no peso, para mais ou para menos.
- Sucessos e realizações tanto na dieta quanto nas atividades físicas.
- Problemas que surgiram depois que você falou com ele pela última vez (os pensamentos sabotadores que teve, os enfrentamentos que fez, o que você poderia dizer a si mesmo e fazer da próxima vez em que esta situação ocorrer).
- Situações que poderão acontecer antes do próximo encontro, como ir a uma festa (peça para o seu técnico ajudá-lo a fazer algumas soluções de problemas com antecedência).

Caso se sinta tentado a não realizar esta tarefa, leia o Cartão de Enfrentamento "Faça, Custe o que Custar" e veja se os pensamentos sabotadores e a resposta adaptativa.

Em que você está pensando?

Pensamento sabotador: Posso fazer isso sozinho, sem um técnico.

Resposta adaptativa: É mais provável que eu emagreça e não volte a engordar se tiver que fazer relatórios para meu técnico de dieta e solicitar sua ajuda quando precisar.

Lista das tarefas de hoje

Verifique a lista das tarefas todas as noites. Assinale os itens que você completou e circule os que estiverem incompletos para que você possa encarar o fato de não estar fazendo tudo o que é preciso para emagrecer.

☐ Li a lista das razões que tenho para emagrecer (e outros Cartões de Enfrentamento quando precisei).

☐ Eu me sentei em todas as refeições, comi devagar e atentamente

☐ Conversei com o técnico de dieta e planejei o seguinte:

☐ Fiz elogios a mim mesmo por essas coisas e também porque:

_____
_____
_____
_____

Dia 7

Data _____

ORGANIZE O AMBIENTE

É difícil não sair da dieta quando existem alimentos saborosos, facilmente acessíveis na cozinha ou no trabalho. Depois de algum tempo, você vai se acostumar e não vai se incomodar de tê-los à sua volta. Entretanto, no início da dieta, é importante se livrar de itens aos quais seja difícil resistir e abastecer a cozinha com alimentos saudáveis, próprios para o seu consumo. Antes de iniciar a dieta, prepare-se da seguinte maneira:

- [ ] Desenvolva uma atitude firme. Emagrecer é muito importante para você e você merece que a família faça algum ajuste (se for relevante). Leia o Cartão de Enfrentamento "Não Faz Mal Desapontar as Pessoas".
- [ ] Peça a opinião do seu técnico de dieta sobre o que a família pode fazer para ajudá-lo e como pedir isso a eles. Talvez eles possam, por exemplo, comprar quantidades individuais de alimentos aos quais você, particularmente, tenha dificuldades de resistir.
- [ ] Vá até a cozinha e embale todos os alimentos atraentes que não fazem parte da dieta. Então, doe-os para alguém ou jogue-os fora.
- [ ] Se estiver com dificuldade, leia o Cartão de Enfrentamento "Diga Não para Alimentos Extras".

Preparar o ambiente de trabalho para a dieta talvez seja um pouco mais desafiador, já que não é sempre que você tem a oportunidade de se afastar dos alimentos que estão por ali. Talvez seja possível fazer algumas modificações no ambiente (sem ter que falar para as pessoas que está fazendo dieta, se não quiser – apenas justificando que decidiu comer de maneira mais saudável). Tente estas alternativas:

- [ ] Se você tem o costume de levar o almoço ou o lanche para o trabalho, mantenha-os fora de sua vista até que seja a hora apropriada de fazer as refeições.
- [ ] Algumas pessoas costumam levar alimentos para que os colegas possam comer enquanto trabalham. Pergunte-lhes se você pode colocar os alimentos no armário e deixar um bilhete informando onde estão guardados.
- [ ] Peça que a cafeteria do local onde você trabalha inclua alimentos mais saudáveis, se, no momento, esta opção não estiver disponível.
- [ ] Faça um acordo com você mesmo: se no seu trabalho tiver algum alimento muito atraente e que você não tenha planejado comer, leve um pedaço para casa e o inclua no planejamento do dia seguinte. (Obviamente, você vai consumir uma quantidade um pouco menor de outros alimentos nesse dia.)

Em que você está pensando?

Pensamento sabotador: Eu não quero pedir a outras pessoas que mudem seus hábitos por minha causa.

Resposta adaptativa: No começo, é preciso minimizar os gatilhos alimentares. Além disso, posicionar-me perante as pessoas é uma atitude correta.

Lista das tarefas de hoje

Verifique a lista das tarefas todas as noites. Assinale os itens que você completou e circule os que estiverem incompletos para que você possa encarar o fato de não estar fazendo tudo o que é preciso para emagrecer.

☐ Li a lista das razões que tenho para emagrecer (e outros Cartões de Enfrentamento quando precisei).

☐ Eu me sentei em todas as refeições, comi devagar e atentamente.

☐ Fiz arranjos ambientais em casa e no trabalho, para ir ao encontro das necessidades da dieta.

☐ Fiz elogios a mim mesmo por essas coisas e também porque:

_____
_____
_____
_____
_____

6
Semana 2
Organize-se: prepare-se para fazer dieta

A semana que passou foi muito diferente do que você esperava? Você observou de quanta leitura precisou apenas para se preparar? Bem, há um pouco mais pela frente, e é por isso que sugiro que você não comece a dieta ainda. Nesta semana, apresentarei mais duas novas habilidades básicas. Você vai aprender a agendar horários para fazer dieta e atividades físicas. A falta de horários para compromissos com a dieta e com as atividades físicas está entre as maiores causas de voltar ao sobrepeso depois que a dieta acabar. Outra grande causa é o desconhecimento de que a fome e os desejos de comer são suportáveis. Nesta semana, você vai fazer exercícios para provar a si mesmo que é possível tolerar a fome e os desejos de comer e que esses estados vêm e passam.

Dia 8

Data _____

ARRUME TEMPO E ENERGIA

Gostaria de poder lhe dizer que é fácil emagrecer – e continuar magro – sem ter que modificar horários. Entretanto, isso não é adequado. Emagrecer toma tempo e energia. Você terá que desenvolver uma nova atitude mental: *Emagrecer é tão importante para mim que vou moldar minha vida em função das atividades necessárias* (e não o contrário). Nesta semana você vai precisar de tempo para:

- Fazer exercícios físicos por 30 minutos, pelo menos, três vezes por semana.
- Fazer exercícios curtos diariamente.
- Continuar a trabalhar neste livro de tarefas.
- Sentar-se em todas as refeições e continuar a comer devagar e atenciosamente.

☐ Veja o modelo do Cartão de Horários. Depois, escreva no Meu Cartão de Horários todos os compromissos de hoje relacionados com a dieta e com as atividades físicas. Se for de seu agrado, utilize este quadro para escrever o restante das atividades do dia.

Todas as manhãs, durante este programa, você vai preencher seu Cartão de Horários. No início da semana que vem, você estará envolvido em mais algumas atividades relacionadas à dieta:

- Comprar os alimentos requisitados em sua dieta tantas vezes quantas forem necessárias.
- Arrumar um tempo extra para preparar refeições se necessário.

☐ Perguntar a si mesmo todas as noites durante esta semana: *Em que momento, hoje, eu teria sido capaz de realizar estas tarefas extras relativas à dieta?*

Se tiver dificuldade para entender como se arruma tempo, pense nas atividades que você faz durante um dia comum:

☐ Coloque, no Meu Cartão de Prioridades, as atividades, conforme seu grau de importância (essenciais, altamente desejáveis, desejáveis). Utilize como modelo o Cartão de Prioridades.

☐ Encontre-se com o técnico de dieta. Estude cada atividade e decida qual delas podem ser adiadas, eliminadas, reduzidas ou delegadas.

☐ Leia todos os dias o Cartão de Enfrentamento "A Dieta em Primeiro Lugar".

Cartão de Horários
(Um dia típico de semana)

Hora	Atividade
6:00	
6:30	
7:00	Tomar café-da-manhã devagar.
7:30	
8:00	Ler o livro de tarefas para a dieta.
8:30	
9:00	Estacionar um pouco mais distante quando for trabalhar.
9:30	
10:00	
10:30	
11:00	
11:30	
12:00	Descer escadas e ir caminhando ao café.
12:30	Almoçar devagar, caminhar de volta e subir escadas.
13:00	
13:30	
14:00	
14:30	
15:00	Caminhar por cinco minutos.
15:30	
16:00	
16:30	
17:00	
17:30	Ir à academia. Estacionar uma quadra antes.
18:00	
18:30	
19:00	Jantar devagar.
19:30	
20:00	
20:30	
21:00	Preencher a lista de tarefas do dia.
21:30	
22:00	
22:30	
23:00	

Meu Cartão de Horários

Use este cartão para preencher conforme sua programação diária. Se você trabalha à noite ou segue uma rotina diferente desta, escreva os horários que são adequados à sua situação.

Hora	Atividade
6:00	
6:30	
7:00	
7:30	
8:00	
8:30	
9:00	
9:30	
10:00	
10:30	
11:00	
11:30	
12:00	
12:30	
13:00	
13:30	
14:00	
14:30	
15:00	
15:30	
16:00	
16:30	
17:00	
17:30	
18:00	
18:30	
19:00	
19:30	
20:00	
20:30	
21:00	
21:30	
22:00	
22:30	
23:00	

Cartão de Prioridades

Atividades essenciais	Altamente desejáveis	Desejáveis
Fazer a higiene pessoal	Organizar documentos	Arrumar o apartamento
Trabalhar	Levar o cão para um passeio mais longo	Associar-se a um clube do livro
Passear com o cão	Fazer serviços domésticos extras	Passar tempo extra na internet
Fazer serviços domésticos (limpar; lavar louça; pagar contas; lavar roupa)	Trabalhar no jardim	Dedicar tempo extra à leitura
Ir ao mercado e cozinhar	Planejar férias	Fazer a unha
Visitar a avó	Dedicar mais tempo para atividades pessoais (jogar no computador, ler jornal)	Priorizar um pouco mais os recados
Verificar alguns recados	Comprar roupas	Atividades de lazer
Verificar e-mails e telefonemas	Cuidar do sobrinho	Ir ao cinema, jogar, visitar museus, etc.
Praticar atividades espirituais	Assistir ao programa favorito da TV	Assistir a outros programas de TV
Visitar amigos e a família	Fazer trabalho voluntário	
Comparecer à consulta médica	Passar tempo extra com família e amigos	

Meu Cartão de Prioridades

Desejáveis

Altamente desejáveis

Atividades essenciais

Em que você está pensando?

Pensamento sabotador: Eu prefiro esperar para ver como as coisas andam em vez de planejar.
Resposta adaptativa: É bom aprender agora a organizar meus horários, pois essa habilidade será importante em períodos agitados.

Lista das tarefas de hoje

Verifique a lista das tarefas todas as noites. Assinale os itens que você completou e circule os que estiverem incompletos para que você possa encarar o fato de não estar fazendo tudo que é preciso para emagrecer.

☐ Li a lista das razões que tenho para emagrecer (e outros Cartões de Enfrentamento quando precisei).

☐ Agendei atividades físicas e de dieta na Meu Cartão de Horários.

☐ Eu me sentei em todas as refeições, comi devagar e atentamente.

☐ Priorizei minhas atividades.

☐ Fiz elogios a mim mesmo por essas coisas e também porque:

_____
_____
_____
_____

Dia 9   Data _____

ESCOLHA UM PLANO DE EXERCÍCIOS

Que atividades físicas você escolheu fazer? Não escolheu? Então retorne à página 25. Lembre-se: o objetivo é trabalhar pelo menos 30 minutos, três vezes por semana, e se exercitar por períodos curtos diariamente. Até uma caminhada de 5 minutos é melhor do que não fazer nada. Além disso, você vai fazer exercícios espontâneos – tanto quanto possível – como subir escadas, ir caminhando até seu destino, etc.

Faça um contrato por escrito priorizando atividades físicas.
Meu plano será:

_____
_____
_____
_____

Eis uma lista de coisas para você fazer:

☐ Consultar seu médico antes de iniciar qualquer programa de atividades físicas.

☐ Fazer elogios a você mesmo cada vez que praticar exercícios.

☐ Prestar contas a seu técnico de dieta. Telefone (deixe uma mensagem de voz) ou envie *e-mails* diários sobre suas atividades físicas até que esse hábito se torne fortemente enraizado.

☐ Programe metas realistas. Comece a se exercitar devagar e aumente um pouco a cada semana.

☐ Resista aos sabotadores de exercícios (quer ele seja você, quer outra pessoa) que digam que existem coisas mais importantes para fazer. Leia, todos os dias, o Cartão de Enfrentamento "Faça Exercícios" para se motivar.

☐ Escreva na sua agenda diária a hora em que vai se exercitar (mesmo que seja por apenas 5 minutos).

Em que você está pensando?

Pensamento sabotador: Se eu não conseguir praticar atividades físicas por 30 minutos, então não vai adiantar fazer exercícios.
Resposta adaptativa: Cinco minutos de exercício é melhor que nada e, além disso, é fundamental para fortalecer o hábito de praticá-los.

Lista das tarefas de hoje

Verifique a lista das tarefas todas as noites. Assinale os itens que você completou e circule os que estiverem incompletos para que você possa encarar o fato de não estar fazendo tudo o que é preciso para emagrecer.

☐ Li a lista das razões que tenho para emagrecer (e outros Cartões de Enfrentamento quando precisei).

☐ Agendei atividades físicas e de dieta no Meu Cartão de Horários.

☐ Eu me sentei em todas as refeições, comi devagar e atentamente.

☐ Priorizei minhas atividades.

☐ Fiz elogios a mim mesmo por essas coisas e também porque:
_____
_____
_____
_____
_____

Meu Cartão de Horários

Use este cartão para preencher conforme sua programação diária. Se você trabalha à noite ou segue uma rotina diferente desta, escreva os horários que são adequados à sua situação.

Hora	Atividade
6:00	
6:30	
7:00	
7:30	
8:00	
8:30	
9:00	
9:30	
10:00	
10:30	
11:00	
11:30	
12:00	
12:30	
13:00	
13:30	
14:00	
14:30	
15:00	
15:30	
16:00	
16:30	
17:00	
17:30	
18:00	
18:30	
19:00	
19:30	
20:00	
20:30	
21:00	
21:30	
22:00	
22:30	
23:00	

Dia 10   Data _____

ESTABELEÇA METAS REALISTAS

Ao iniciar uma dieta, é natural que você esteja animado, cheio de esperança e motivação. Entretanto, na hora em que as dificuldades aparecem, ou quando a meta parece difícil de ser alcançada, sua empolgação pode se transformar em sensação de sobrecarga e desânimo. As suas tarefas de hoje são:

- ☐ Não persiga a meta final. Faça uma programação que lhe possibilite emagrecer em média de 450 e 900 gramas de cada vez.

- ☐ Pense numa forma de comemorar os primeiros 3kg que você emagreceu. Elogie-se bastante, convide seu técnico para comemorar com você e procure se presentear com algo que não esteja vinculado à comida. Compre ingressos para um *show*, por exemplo.

Depois que atingir a primeira meta, programe-se para emagrecer mais 450 gramas aproximadamente – e assim por diante. Nas páginas relativas aos Dias 22 e 42 há um gráfico que deverá ser preenchido para você visualizar seu progresso e se manter preso aos seus objetivos. Lembre-se: emagrecer *devagar* é saudável e, com certeza, mais durável.

Em que você está pensando?

Pensamento sabotador: Não vou ficar satisfeito enquanto não alcançar minha meta final.

Resposta adaptativa: Minha meta final pode não ser realista e estar longe de ser alcançada. É melhor trabalhar a ideia de ficar feliz a cada 450 gramas que emagrecer.

Lista das tarefas de hoje

Verifique a lista das tarefas todas as noites. Assinale os itens que você completou e circule os que estiverem incompletos para que você possa encarar o fato de não estar fazendo tudo o que é preciso para emagrecer.

- ☐ Li a lista das razões que tenho para emagrecer (e outros Cartões de Enfrentamento quando precisei).

- ☐ Agendei atividades físicas e de dieta no Meu Cartão de Horários.

- ☐ Eu me sentei em todas as refeições, comi devagar e atentamente.

- ☐ Fiz exercícios físicos de 5 a 30 minutos, pelo menos.

- ☐ Assim que emagrecer 450 gramas minha recompensa será:
  _____
  _____
  _____

- ☐ Fiz elogios a mim mesmo por essas coisas e também porque:
  _____
  _____
  _____
  _____
  _____

Meu Cartão de Horários

Use este cartão para preencher conforme sua programação diária. Se você trabalha à noite ou segue uma rotina diferente desta, escreva os horários que são adequados à sua situação.

Hora	Atividade
6:00	
6:30	
7:00	
7:30	
8:00	
8:30	
9:00	
9:30	
10:00	
10:30	
11:00	
11:30	
12:00	
12:30	
13:00	
13:30	
14:00	
14:30	
15:00	
15:30	
16:00	
16:30	
17:00	
17:30	
18:00	
18:30	
19:00	
19:30	
20:00	
20:30	
21:00	
21:30	
22:00	
22:30	
23:00	

Dia 11

Data _____

DIFERENCIE FOME, VONTADE E DESEJO INCONTROLÁVEL DE COMER

Hoje você vai aprender uma habilidade muito importante: reconhecer a diferença entre três estados relacionados à comida – vontade de comer, fome e desejo incontrolável de comer. Descubra como fazer isso praticando o seguinte:

☐ De hora em hora, onde quer que você esteja e independentemente do que estiver fazendo, até a hora de dormir, pergunte-se: *Eu estou com fome*?

☐ Se a resposta for afirmativa, preste atenção nas sensações que podem estar ocorrendo em sua boca, garganta ou corpo. Em seguida, responda a estas perguntas que o ajudarão a classificar as sensações em um dos três estados relacionados à comida e anote as respostas:

- Você está sentindo um vazio no estômago, depois de algumas horas da última refeição? Então, provavelmente você está com fome.

- Seu estômago não está vazio, mas ainda assim você quer comer alguma coisa? Isso provavelmente é vontade de comer.

- Você está sentindo um forte ímpeto de comer um tipo específico de comida, provocando algumas sensações na boca, na garganta ou no corpo? Então, provavelmente você está tendo um desejo incontrolável de comer.

Uma das pessoas que atendi achou muito útil fazer este exercício porque, por meio dele, descobriu que classificava como fome todos os desejos e vontade de comer. Além disso, descobriu que essas sensações apareciam e desapareciam – mas não pioravam. Observe as anotações parciais feitas por ela:

Cartão de Monitoramento da Fome

Hora	Sensações O que sinto no estômago?	Classificação (fome, vontade, desejo)
13:00	Nenhuma vontade	Nenhuma
14:00	Leve vontade na boca de comer *chips*	Vontade
15:00	Nenhuma vontade	Nenhuma
16:00	Forte ímpeto na boca por *chips*	Desejo
17:00	Nenhuma vontade	Nenhuma
18:00	Vazio e ruídos no estômago	Fome

Depois de completar esse exercício, você estará numa posição mais favorável para distinguir entre fome, vontade e desejo incontrolável de comer. Repita-o tantas vezes quantas forem necessárias, até não ter mais dificuldades para diferenciar esses três estados.

Meu Cartão de Monitoramento da Fome

Hora	Sensações O que sinto no estômago?	Classificação (fome, vontade, desejo)
7:00		
8:00		
9:00		
10:00		
11:00		
12:00		
13:00		
14:00		
15:00		
16:00		
17:00		
18:00		
19:00		
20:00		
21:00		
22:00		

Em que você está pensando?

Pensamento sabotador: Eu sei quando estou com fome e quando não estou. Não preciso preencher essa tabela.

Resposta adaptativa: É possível que eu, algumas vezes, confunda vontade de comer e desejos com a fome verdadeira – o que acaba me dando motivos para comer. Monitorar essas sensações vai me dar a oportunidade de não usar desculpas para comer.

Lista das tarefas de hoje

Verifique a lista das tarefas todas as noites. Assinale os itens que você completou e circule os que estiverem incompletos para que você possa encarar o fato de não estar fazendo tudo o que é preciso para emagrecer.

☐ Li a lista das razões que tenho para emagrecer (e outros Cartões de Enfrentamento quando precisei).

☐ Agendei atividades físicas e de dieta no Meu Cartão de Horários.

☐ Eu me sentei em todas as refeições, comi devagar e atentamente.

☐ Fiz exercícios físicos de 5 a 30 minutos, pelo menos.

☐ Preenchi Meu Cartão de Monitoramento da Fome para aprender a distinguir fome, vontade e desejo por comida.

☐ Fiz elogios a mim mesmo por essas coisas e também porque:

_____
_____
_____
_____

Meu Cartão de Horários

Use este cartão para preencher conforme sua programação diária. Se você trabalha à noite ou segue uma rotina diferente desta, escreva os horários que são adequados à sua situação.

Hora	Atividade
6:00	
6:30	
7:00	
7:30	
8:00	
8:30	
9:00	
9:30	
10:00	
10:30	
11:00	
11:30	
12:00	
12:30	
13:00	
13:30	
14:00	
14:30	
15:00	
15:30	
16:00	
16:30	
17:00	
17:30	
18:00	
18:30	
19:00	
19:30	
20:00	
20:30	
21:00	
21:30	
22:00	
22:30	
23:00	

Dia 12   Data _____

PRATIQUE A TOLERÂNCIA À FOME

O aspecto mais importante de uma dieta é refrear a alimentação quando não está na hora de comer. Sempre que você fizer isso estará fortalecendo "hábitos de resistência". Sempre que se alimentar antes da hora apropriada, estará fortalecendo "hábitos de desistência". Às vezes, o que faz você comer é um pensamento sabotador, como *Estou com fome, portanto preciso comer*. Você precisa saber, na verdade, que, embora o desconforto originado pela sensação de fome seja verdadeiro o pensamento "portanto preciso comer" não é.

A fome e os desejos por comida causam desconforto, mas você precisa reconhecer que viveu outras experiências muito mais desconfortáveis do que essas na vida. Para aprender a lidar com isso, faça o seguinte:

- [ ] Pense no pior desconforto que você já sentiu. Classifique essa experiência e a escreva no lugar respectivo na Minha Escala de Desconforto.

- [ ] Faça o mesmo nos casos das experiências que foram apenas moderada ou levemente desconfortáveis.

Hoje, gostaria que você tomasse o café-da-manhã e ficasse sem comer até o jantar (pergunte ao seu médico se você pode passar por esta experiência com segurança). Esse exercício é a melhor forma de comprovar que fome e desejo não são experiências "ruins", que elas aparecem e desaparecem, e que não há necessidade de comer para resolver o problema. A experiência consiste em:

- [ ] Verificar o grau de desconforto que a situação de fome e desejos lhe causa (nenhum, leve, moderado ou grave) e anotá-lo na Minha Escala de Desconforto. (Oriente-se pelo modelo).

- [ ] Considerar o grau de desconforto experimentado por você, uma hora antes e anotá-lo no mesmo cartão.

Escala de Desconforto

Nível de desconforto	Situação
grave	quando quebrei o braço
moderado	quando tive a minha pior dor nas costas
leve	quando tive uma dor de cabeça

Minha Escala de Desconforto

Nível de desconforto	Situação
grave	_____
moderado	_____
leve	_____

Cartão de Desconforto		
Hora	Nível atual de desconforto	Desconforto durante a última hora (nenhum, leve, moderado ou grave)
6:00	Dormindo	----------------------
7:00	Nenhum	Nenhum
8:00	Nenhum	Nenhum
9:00	Nenhum	Nenhum a leve
10:00	Leve	Nenhum a leve
11:00	Nenhum	Nenhum a leve
12:00	Leve	Nenhum a leve
13:00	Nenhum	Nenhum a leve
14:00	Leve	Nenhum a leve
15:00	Leve	Nenhum a leve
16:00	Nenhum	Nenhum a leve
17:00	Leve	Nenhum a leve
18:00	Leve	Nenhum a leve
19:00	Nenhum	Nenhum
20:00	Nenhum	Nenhum
21:00	Nenhum	Nenhum a leve
22:00	Leve	Nenhum a leve
23:00	Nenhum	Nenhum

Acredito que as suas descobertas corresponderão às da pessoa que preencheu essa tabela quando ficou sem almoçar. Se comparado ao braço quebrado e à pior dor nas costas, mesmo a pior fome ou desejo foi para ela, apenas levemente desconfortável.

Além disso, ela também se surpreendeu com o fato de que, mesmo estando com muita fome, esse estado não permaneceu por uma hora inteira. Na verdade, a fome normalmente dura cerca de 15 minutos – e então desaparece.

Meu Cartão de Desconforto		
Hora	Nível atual de desconforto	Desconforto durante a última hora (nenhum, leve, moderado ou grave)
6:00		----------------------
7:00		
8:00		
9:00		
10:00		
11:00		
12:00		
13:00		
14:00		
15:00		
16:00		
17:00		
18:00		
19:00		
20:00		
21:00		
22:00		
23:00		

Em que você está pensando?

Pensamento sabotador: Estou com tanta fome. Será que devo comer?

Resposta adaptativa: Esta experiência de sentir fome é válida! As pessoas magras sentem fome todos os dias – a diferença é que elas não estão muito preocupadas com isso. Elas simplesmente aguardam a hora da próxima refeição. Tolerar a fome (e os desejos por comida) é uma das habilidades mais importantes para emagrecer e permanecer com um peso saudável pela vida inteira.

Lista das tarefas de hoje

Verifique a lista das tarefas, todas as noites. Assinale os itens que você completou e circule os que estiverem incompletos para que você possa encarar o fato de não estar fazendo tudo o que é preciso para emagrecer.

☐ Li a lista das razões que tenho para emagrecer (e outros Cartões de Enfrentamento quando precisei).

☐ Agendei atividades físicas e de dieta na Meu Cartão de Horários.

☐ Eu me sentei em todas as refeições, comi devagar e atentamente.

☐ Fiz exercícios físicos de 5 a 30 minutos, pelo menos.

☐ Preenchi Minha Escala de Desconforto e Meu Cartão de Desconforto.

☐ Fiz elogios a mim mesmo por essas coisas e também porque:

_____
_____
_____
_____

Meu Cartão de Horários

Use este cartão para preencher conforme sua programação diária. Se você trabalha à noite ou segue uma rotina diferente desta, escreva os horários que são adequados à sua situação.

Hora	Atividade
6:00	
6:30	
7:00	
7:30	
8:00	
8:30	
9:00	
9:30	
10:00	
10:30	
11:00	
11:30	
12:00	
12:30	
13:00	
13:30	
14:00	
14:30	
15:00	
15:30	
16:00	
16:30	
17:00	
17:30	
18:00	
18:30	
19:00	
19:30	
20:00	
20:30	
21:00	
21:30	
22:00	
22:30	
23:00	

Dia 13

Data _____

SUPERE O DESEJO INCONTROLÁVEL POR COMIDA

Ontem você provou a si mesmo que fome e desejo incontrolável por comida são desconfortáveis, mas que nem por isso você *tem* que tomar providências imediatistas para resolvê-los. Se você aprendeu aquela lição, então agora já pode trabalhar para reduzir esses estados desconfortáveis afastando sua atenção daquilo que está sentindo para se distrair com qualquer outra coisa. Para isso, tente fazer o seguinte:

☐ Dê uma olhada no quadro Minhas Técnicas de Distração, e acrescente algumas outras coisas que possam distrair você da ideia de comer.

☐ Pule ou adie uma das refeições ou o lanche de hoje para poder praticar.

Sempre que você sentir fome ou estiver tendo um desejo incontrolável de comer escolha, no mínimo, cinco atividades da lista para tentar se distrair. (Não é preciso fazer todas as cinco, caso sua fome tenha desaparecido rapidamente.)

☐ Depois que utilizar as atividades da lista, avalie quanto cada uma foi eficaz na redução do seu desconforto.

☐ Da próxima vez em que se encontrar em situações semelhantes, escolha mais cinco atividades e avalie sua eficácia – e assim por diante.

☐ Programe utilizar novas atividades nos próximos dias.

☐ Arrume os itens que costuma usar para se distrair e guarde-os numa determinada caixa, por exemplo: uma revista, um bordado, um DVD, uma lista de *sites* que você está querendo encontrar, um jogo no computador, um CD de relaxamento, um quebra-cabeça, nomes de amigos ou familiares para quem você quer telefonar. Faça agora uma lista do que quer guardar na sua caixa:

_____
_____
_____
_____
_____

☐ Depois de se certificar quais são as técnicas que funcionam melhor para você, junte-as ao Cartão de Enfrentamento "Técnicas de Distração".

Em que você está pensando?

Pensamento sabotador: Eu sei que o certo seria me envolver em outras atividades em vez de comer o que não devo, mas simplesmente não me importo.

Resposta adaptativa: É verdade que neste momento não estou me importando, mas daqui a pouco vou me sentir muito mal por ter comido. Quando me pesar no Dia 15, vou ficar muito aborrecido. Se eu não aprender a restringir os alimentos que não são permitidos pela minha dieta, nunca me tornarei uma pessoa magra.

Lista das tarefas de hoje

Verifique a lista das tarefas todas as noites. Assinale os itens que você completou e circule os que estiverem incompletos para que você possa encarar o fato de não estar fazendo tudo o que é preciso para emagrecer.

☐ Li a lista das razões que tenho para emagrecer (e outros Cartões de Enfrentamento quando precisei).

☐ Agendei atividades físicas e de dieta na Meu Cartão de Horário.

☐ Eu me sentei em todas as refeições, comi devagar e atentamente.

☐ Fiz exercícios físicos de 5 a 30 minutos, pelo menos.

☐ Deixei de fazer uma refeição ou um lanche, hoje, e usei técnicas de distração.

☐ Fiz elogios a mim mesmo por essas coisas e também porque:
_____
_____
_____
_____
_____

Minhas Técnicas de Distração

Experimente cinco destas atividades quando estiver com fome ou com desejo incontrolável de comer e avalie a eficácia de cada uma delas.

Atividade	Eficácia (nenhuma, leve, moderada, alta)
Ler a lista das razões que tenho para emagrecer.	
Ler cartões de enfrentamento.	
Ler este livro.	
Ler outros livros de dieta.	
Consultar *sites* de dieta.	
Telefonar para meu técnico de dieta.	
Beber algo não-calórico.	
Afastar-me de comidas.	
Jogar alimentos fora ou guardá-los.	
Divertir-me com um jogo no computador.	
Sair de casa.	
Ouvir um CD de relaxamento.	
Tocar um instrumento.	
Montar um quebra-cabeça.	
Fazer um álbum de recortes.	
Organizar meu guarda-roupas.	
Esvaziar minhas gavetas.	
Ir à academia.	
Folhear um catálogo.	
Escovar meus dentes.	
Lixar minhas unhas.	
Convidar um amigo ou alguém da família para conversar.	
Dar um passeio.	
Andar de bicicleta.	
Navegar na internet.	
Visitar *sites* de compras pela internet.	
Escrever *e-mails* ou cartões.	
Descer de elevador e subir de escada.	
Tomar um banho.	
Fazer um projeto para renovar minha casa.	
Fazer jardinagem.	
Fazer cartões comemorativos.	
Fazer *downloads* de música.	
Ler livros ou revistas.	
Dar banho no cachorro.	
Resolver palavras cruzadas do jornal.	
Planejar uma viagem (real ou imaginária).	

Meu Cartão de Horários

Use este cartão para preencher conforme sua programação diária. Se você trabalha à noite ou segue uma rotina diferente desta, escreva os horários que são adequados à sua situação.

Hora	Atividade
6:00	
6:30	
7:00	
7:30	
8:00	
8:30	
9:00	
9:30	
10:00	
10:30	
11:00	
11:30	
12:00	
12:30	
13:00	
13:30	
14:00	
14:30	
15:00	
15:30	
16:00	
16:30	
17:00	
17:30	
18:00	
18:30	
19:00	
19:30	
20:00	
20:30	
21:00	
21:30	
22:00	
22:30	
23:00	

Dia 14   Data _____
PLANEJE O DIA DE AMANHÃ

Aqui termina a sua fase de preparação para o programa **A dieta definitiva de Beck**. Amanhã será o primeiro dia de dieta. Para ter certeza de que você está preparado, realize estas tarefas:

☐ Releia a página 23 a fim de se lembrar de que é possível fazer modificações antecipadas na dieta para incluir alguns alimentos que deseja comer de vez em quando. Portanto, não exagere no consumo desses alimentos hoje.

☐ Lembre-se de tudo o que terá que fazer amanhã e durante esta semana. Você precisa ir ao supermercado? Arranjar tempo para preparar as refeições? Embalar almoço ou o lanche?

☐ Prepare-se psicologicamente para se pesar amanhã. Pense no seguinte: seja qual for o resultado da balança, ele ainda é menos importante do que o fato de que, desta vez, você está aprendendo a fazer dieta. Pesar-se é a primeira coisa a ser feita todas as manhãs a partir de agora.

☐ Observe o modelo (parcial) de um planejamento alimentar. A pessoa que o realizou programou que iria comer uma fruta e uma omelete no café-da-manhã: uma maçã média (80 calorias), 3 claras de ovos (52 calorias), 100 gramas de queijo *cheddar* (114 calorias), ¼ de xícara de pimentão e ¼ tomate picado (8 calorias cada). Observe que ela nao escreveu nada com zero caloria, como, por exemplo, a xícara cheia de chá e o *spray* não-aderente que usou para fazer sua omelete.

☐ Pegue a dieta que você escolheu e decida o que quer comer amanhã. Escreva os alimentos escolhidos, detalhadamente, no Meu Planejamento Alimentar Diário. Certifique-se de escrever as quantidades precisas de cada alimento e o número de unidades (calorias, carboidratos ou pontos) caso esteja seguindo um programa de contagem. Risque todos os lanches que não planeja fazer.

☐ Se estiver pensando em pular esta tarefa, leia o Cartão de Enfrentamento "Faça, Custe o que Custar".

Modelo (parcial) de um planejamento alimentar						
# unidades permitidas 1500 calorias / carboidratos / pontos						
Planejamento alimentar Faça na véspera e confira logo após comer				Alimentos não planejados Preencha assim que comer		
Alimentos	Quantidade	Unidade (calorias, carboidratos, pontos)	☑	Alimentos	Quantidade	Unidade (calorias, carboidratos, pontos)
Maçã média	1	80 cal	✓			
Ovos	3 claras	52 cal	✓			
Queijo *cheddar*	100 g	114 cal	✓			
Pimentão verde	¼ xíc.	8 cal	✓			
Tomate picado	¼ xíc.	8 cal				

(linha lateral: Café-da-manhã)

Em que você está pensando?

Pensamento sabotador: Eu não acho que seja necessário planejar e mensurar minha alimentação. Eu sei o quê, como e quanto como. Não sinto que preciso fazer todo esse esforço.

Resposta adaptativa: Se eu fizer apenas as coisas que acho que devo fazer, não conseguirei emagrecer e ficar magro para sempre. Mesmo que eu não precise de todo este treinamento agora, é importante me preparar para quando eu não estiver tão motivado quanto neste momento.

Lista das tarefas de hoje

Verifique a lista das tarefas todas as noites. Assinale os itens que você completou e circule os que estiverem incompletos para que você possa encarar o fato de não estar fazendo tudo o que é preciso para emagrecer.

☐ Li a lista das razões que tenho para emagrecer (e outros Cartões de Enfrentamento quando precisei).

☐ Agendei atividades físicas e de dieta no Meu Cartão de Horários.

☐ Eu me sentei em todas as refeições, comi devagar e atentamente.

☐ Fiz exercícios físicos de 5 a 30 minutos, pelo menos.

☐ Usei técnicas de distração quando estava com fome ou tendo desejos incontroláveis de comer.

☐ Preenchi o Meu Planejamento Alimentar Diário para as refeições de amanhã.

☐ Deixei de fazer uma refeição ou um lanche hoje e usei técnicas de distração.

☐ Fiz elogios a mim mesmo por essas coisas e também porque:

_____
_____
_____
_____

Meu Cartão de Horários

Use este cartão para preencher conforme sua programação diária. Se você trabalha à noite ou segue uma rotina diferente desta, escreva os horários que são adequados à sua situação.

Hora	Atividade
6:00	
6:30	
7:00	
7:30	
8:00	
8:30	
9:00	
9:30	
10:00	
10:30	
11:00	
11:30	
12:00	
12:30	
13:00	
13:30	
14:00	
14:30	
15:00	
15:30	
16:00	
16:30	
17:00	
17:30	
18:00	
18:30	
19:00	
19:30	
20:00	
20:30	
21:00	
21:30	
22:00	
22:30	
23:30	

Meu Planejamento Alimentar Diário

unidades permitidas _____ calorias / carboidratos / pontos

Alimentação planejada Faça na véspera e confira logo após comer			☑	Alimentação não-planejada Preencha assim que comer		
Alimentos	Quanti-dade	Unidade (calorias, carboidrato, pontos)		Alimentos	Quanti-dade	Unidade (calorias, carboidrato, pontos)
café-da-manhã						
lanche						
almoço						
lanche						
jantar						
lanche						

unidades consumidas _____ calorias/carboidratos/pontos

7
Semana 3
Vá em frente: comece sua dieta

Você está pronto para fazer dieta! Como está se sentindo? Você está animado? Está apreensivo? Neste momento, o seu histórico com dietas ao longo da vida, deixa de ser importante porque agora você aprendeu a usar as habilidades de **A dieta definitiva de Beck**. Durante o próximo mês você vai praticar todos os dias, uma nova habilidade de TC. Algumas delas eu já apresentei a você. Apenas pense nas outras dietas:

- Você ficava pensando nas razões pelas quais queria emagrecer?
- Enfrentava com segurança seus pensamentos sabotadores?
- Escolhia dietas saudáveis e fazia modificações antecipadas para ter condições de permanecer no planejamento alimentar por bastante tempo?
- Usava técnicas específicas para tolerar a fome, a vontade e o desejo incontrolável de comer?
- Elogiava-se com frequência?
- Arranjava tempo em sua agenda para praticar atividades físicas?

Nas outras vezes, você talvez pensasse que era só escolher uma dieta adequada. Entretanto, não é o plano alimentar em si (mesmo saudável e nutritivo) que determina o sucesso da dieta, e sim *a habilidade que você tem de permanecer firme nela*. Uma pesquisa publicada no Jornal da Associação Médica Americana (5 de janeiro de 2005) revelou que a capacidade de aderir à dieta é mais importante do que a própria dieta. Eu vou ensinar você a perseverar, de tal maneira, que você vai se transformar da pessoa que lutava com a dieta em alguém que consegue fazer tudo o que precisa para se tornar definitivamente magro.

Dia 15   Data _____

MONITORE SUA ALIMENTAÇÃO

Hoje é um dia muito importante – é o primeiro dia da sua dieta! Antes de começar, faça uma linha de base de seu peso. Antes de se pesar, certifique-se de:

☐ Dizer a si mesmo: *O que a balança revela não é tão importante porque hoje é o primeiro dia do resto da minha nova vida alimentar. Futuramente meu peso vai diminuir porque eu finalmente aprendi a fazer dieta.* Vá com cuidado. Não se critique. Não se esqueça de que até este momento você não tinha as habilidades necessárias para emagrecer e/ou se manter magro. O importante é *o que você vai fazer de agora em diante.*

☐ Pese-se antes de tomar o café-da-manhã. Tire a roupa para se pesar ou use a mesma roupa todas as vezes.

☐ Escreva seu peso aqui ____ ou onde quiser. Embora você deva se pesar todas as manhãs, seu peso só será registrado uma única vez na semana, começando pelo Dia 22.

☐ Não saia do planejamento alimentar que você fez ontem e certifique-se que todos os alimentos estão mensurados.

☐ Quando acabar de comer, confira imediatamente se comeu o que planejou. Utilize como guia o quadro de amostra (parcial) de planejamento alimentar.

☐ Elogie-se por ter comido especificamente o planejado.

☐ Se você comeu alimentos que não estavam no planejamento, ou comeu quantidades maiores do que o permitido, anote-os no espaço para os alimentos não-planejados.

☐ Faça um risco sobre todos os alimentos que estavam planejados, mas que não foram consumidos por você.

☐ Leia todos estes Cartões de Enfrentamento tantas vezes quantas forem necessárias para se manter na dieta: "Sem Desculpa", "Hábito de Resistência", "Não Dá Para Ter Tudo", "Está Errado!", "Vou Dar Mais Importância da Próxima Vez" e o "Eu Prefiro Ser Magro". Leve-os com você durante o próximo mês para ter acesso a eles sempre que se sentir ameaçado de sair da dieta.

No planejamento a seguir, feito por uma de minhas pacientes, para o café-da-manhã, você vai constatar que ela assinalou a maçã e a maioria dos ingredientes para a omelete. Riscou o tomate picado, porque não o usou, e escreveu ao lado o alimento que o substituiu.

Modelo (parcial) de um planejamento alimentar # unidades permitidas 1500 calorias / carboidratos / pontos						
Planejamento alimentar Faça na véspera e confira logo após comer				Alimentos não-planejados Preencha assim que comer		
	Alimentos	Quantidade	Unidade (calorias, carboidratos, pontos) ☑	Alimentos	Quantidade	Unidade (calorias, carboidratos, pontos)
Café-da-manhã	Maçã média	1	80 cal ✓			
	Ovos	3 claras	52 cal ✓			
	Queijo *cheddar*	100 g	114 cal ✓			
	Pimentão verde	1/4 xíc	8 cal ✓			
	~~Tomate picado~~	~~1/4 xíc.~~	~~8 cal~~	Cebola picada	1/4 xíc.	17 cal

Hoje eu gostaria que você iniciasse um diário sobre suas experiências alimentares para fortalecer seus hábitos bons e aprender sobre seus erros. Arrume alguns minutos do seu dia para fazer isso; você não precisa se estender em seu relato. Veja o exemplo de um diário, preenchido por uma pessoa que atendi:

Modelo de diário

O que eu fiz hoje para evitar alimentos não-planejados?

Levei meu almoço para o trabalho.

Lembrei-me de não beliscar quando fazia o jantar.

Ocupei-me com os e-mails, depois do jantar, quando estava querendo comer mais.

Caso eu tenha me desviado da dieta, o que aconteceu? O que eu posso aprender com isso?

Eu experimentei amostras grátis no supermercado sem prestar muita atenção no que estava fazendo. Da próxima vez vou me preparar, antes de chegar ao mercado, para não comer alimentos não-planejados.

Reflexões: *Hoje foi mais fácil do que eu esperava. Aprendi que preencher os cartões me mantém honesta. Eu teria comido alguns salgados esta tarde, se não tivesse que os anotar. Eu fiquei decepcionada durante alguns minutos, por não os comer, mas logo em seguida me senti O MÁXIMO por ter resistido. Eu prefiro realmente ficar magra, muito embora isso signifique ficar decepcionada às vezes.*

Em que você está pensando?

Pensamento sabotador: Dá muito trabalho usar o quadro de planejamento alimentar. Na verdade, isso não é necessário para mim.

Resposta adaptativa: Talvez não seja necessário hoje, mas certamente precisarei dele mais adiante. Se eu não começar a praticar essas habilidades imediatamente, existe uma grande chance de engordar de novo.

Lista das tarefas de hoje

Verifique a lista das tarefas todas as noites. Assinale os itens que você completou e circule os que estiverem incompletos para que você possa encarar o fato de não estar fazendo tudo o que é preciso para emagrecer.

☐ Eu me pesei.

☐ Li a lista das razões que tenho para emagrecer (e outros Cartões de Enfrentamento quando precisei).

☐ Agendei atividades físicas e de dieta no Meu Cartão de Horário.

☐ Mensurei todos os alimentos.

☐ Eu me sentei em todas as refeições, comi devagar e atentamente.

☐ Consegui me manter nas unidades (calorias, carboidratos, pontos) atribuídas.

☐ Preenchi Meu Planejamento Alimentar Diário *imediatamente* depois de comer.

☐ Fiz exercícios físicos de 5 a 30 minutos, pelo menos.

☐ Usei técnicas de distração quando estava com fome ou tendo um desejo incontrolável de comer.

☐ Entrei em contato com meu técnico para comunicar a ele o início da dieta.

☐ Preenchi o Meu Planejamento Alimentar Diário referente às refeições de amanhã.

☐ Fiz elogios a mim mesmo por essas coisas e também porque: _____
_____
_____
_____

Diário

O que eu fiz hoje para evitar alimentos não-planejados?
_____
_____
_____

Caso eu tenha me desviado da dieta, o que aconteceu? O que eu posso aprender com isso? _____
_____
_____
_____

Reflexões: _____
_____
_____
_____

Meu Cartão de Horários

Use este cartão para preencher conforme sua programação diária. Se você trabalha à noite ou segue uma rotina diferente desta, escreva os horários que são adequados à sua situação.

Hora	Atividade
6:00	
6:30	
7:00	
7:30	
8:00	
8:30	
9:00	
9:30	
10:00	
10:30	
11:00	
11:30	
12:00	
12:30	
13:00	
13:30	
14:00	
14:30	
15:00	
15:30	
16:00	
16:30	
17:00	
17:30	
18:00	
18:30	
19:00	
19:30	
20:00	
20:30	
21:00	
21:30	
22:00	
22:30	
23:00	

Meu Planejamento Alimentar Diário

\# unidades permitidas _____ calorias / carboidratos / pontos

	Alimentação planejada Faça na véspera e confira logo após comer		☑	Alimentação não-planejada Preencha assim que comer	
	Alimentos	Quanti-dade	Unidade (calorias, carboidrato, pontos)	Alimentos	Quantidade	Unidade (calorias, carboidrato, pontos)
café-da-manhã						
lanche						
almoço						
lanche						
jantar						
lanche						

\# unidades consumidas _____ calorias/carboidratos/pontos

Dia 16

Data _____

EVITE A ALIMENTAÇÃO NÃO-PLANEJADA

Um dos maiores desafios para quem faz dieta é evitar os alimentos casuais – aquela vontade de pegar alguma coisa na geladeira ou na despensa de casa – ou a tentação das comidas disponíveis fora de casa. É preciso reconhecer que existe uma escolha a ser feita: comer tudo o que quiser, quando quiser, *ou* emagrecer e ficar magro para sempre – VOCÊ NÃO PODE TER TUDO!

☐ Coloque a questão de não ceder a alimentos casuais na categoria de NÃO TENHO ESCOLHA como outras atividades obrigatórias (por exemplo, lavar o rosto, escovar os dentes, pentear os cabelos e tomar banho). Você não se permite escolher se está ou não disposto a fazer essas coisas. Você não luta contra elas. Apenas as pratica. Quando se comprometer dizendo NÃO TENHO ESCOLHA para alimentos casuais, vai descobrir que fazer dieta é muito mais fácil. Leve com você o Cartão de Enfrentamento "NÃO TENHO ESCOLHA" durante as próximas quatro semanas. Leia esse cartão ao se levantar e durante o dia, sempre que estiver inclinado a sair do planejamento alimentar.

Em que você está pensando?

Pensamento sabotador: Eu gostaria de comer espontaneamente algumas vezes.

Resposta adaptativa: Neste caso eu tenho que aceitar o fato de que não vou conseguir ficar magro por muito tempo. O custo de emagrecer e de permanecer magro é seguir o planejamento que estabeleci para mim.

Lista das tarefas de hoje

Verifique a lista das tarefas todas as noites. Assinale os itens que você completou e circule os que estiverem incompletos para que você possa encarar o fato de não estar fazendo tudo o que é preciso para emagrecer.

☐ Eu me pesei.

☐ Li a lista das razões que tenho para emagrecer (e outros Cartões de Enfrentamento, quando precisei).

☐ Agendei atividades físicas e de dieta o Meu Cartão de Horários.

☐ Mensurei todos os alimentos.

☐ Eu me sentei em todas as refeições, comi devagar e atentamente.

☐ Preenchi Meu Planejamento Alimentar Diário *imediatamente* depois de comer.

☐ Eu disse: NÃO TENHO ESCOLHA para alimentos que não planejei comer.

☐ Consegui me manter nas unidades (calorias, carboidratos, pontos) atribuídas.

☐ Fiz exercícios físicos de 5 a 30 minutos, pelo menos.

☐ Usei técnicas de distração quando estava com fome ou tendo um desejo incontrolável de comer.

☐ Entrei em contato com meu técnico de dieta quando precisei de ajuda.

☐ Preenchi o Meu Planejamento Alimentar Diário referente às refeições de amanhã.

☐ Fiz elogios a mim mesmo por essas coisas e também porque:
_____
_____
_____
_____

Diário

O que eu fiz hoje para evitar alimentos não-planejados?
_____
_____
_____

Caso eu tenha me desviado da dieta, o que aconteceu? O que eu posso aprender com isso?
_____
_____
_____

Reflexões:
_____
_____
_____
_____
_____

Meu Cartão de Horários

Use este cartão para preencher conforme sua programação diária. Se você trabalha à noite ou segue uma rotina diferente desta, escreva os horários que são adequados à sua situação.

Hora	Atividade
6:00	
6:30	
7:00	
7:30	
8:00	
8:30	
9:00	
9:30	
10:00	
10:30	
11:00	
11:30	
12:00	
12:30	
13:00	
13:30	
14:00	
14:30	
15:00	
15:30	
16:00	
16:30	
17:00	
17:30	
18:00	
18:30	
19:00	
19:30	
20:00	
20:30	
21:00	
21:30	
22:00	
22:30	
23:00	

Meu Planejamento Alimentar Diário

unidades permitidas _____   calorias / carboidratos / pontos

Alimentação planejada Faça na véspera e confira logo após comer				Alimentação não-planejada Preencha assim que comer		
Alimentos	Quanti-dade	Unidade (calorias, carboidrato, pontos)	☑	Alimentos	Quanti-dade	Unidade (calorias, carboidrato, pontos)
café-da-manhã						
lanche						
almoço						
lanche						
jantar						
lanche						

unidades consumidas _____   calorias/carboidratos/pontos

Dia 17   Data _____

ACABE COM OS EXCESSOS ALIMENTARES

Quando não está fazendo dieta, em que momento você para de comer? Quando a comida do prato acaba? Depois de repetir o prato? Quando sente o cós de sua roupa ficar apertado?

Bem, agora você precisa implantar um novo critério. A partir de hoje, você vai parar de comer quando a comida que foi planejada tiver acabado (a menos que você tenha planejado comer bastante nesse início de dieta). Já que você não está acostumado a controlar o volume de comida que põe no prato (como, por exemplo, quando faz refeições fora de casa), quero que você aprenda a desperdiçar comida. Faça o seguinte:

- ☐ Hoje no café-da-manhã e no almoço, mensure os alimentos como faz normalmente – mas desta vez coloque porções extras em seu prato.
- ☐ Antes de começar a comer, empurre a porção extra para um lado e coma apenas o que está planejado.
- ☐ Se por acaso se sentir atraído pela porção que colocou a mais, use as técnicas de distração.
- ☐ Quando a comida planejada acabar, pare de comer e jogue o resto fora. Resista à tentação de guardar as sobras. Eu quero que você aprenda a jogar comida fora.
- ☐ Elogie-se por não comer a porção extra.

Gostaria também que você não tivesse a expectativa de se sentir cheio no final das refeições. A sensação de saciedade só é registrada pelo cérebro depois de 20 minutos. Portanto, faça o seguinte:

- ☐ Deliberadamente, coma o jantar bem depressa hoje e aí pare de comer.
- ☐ Programe imediatamente um despertador para 20 minutos.
- ☐ Leia o Cartão de Enfrentamento "Se Eu Estiver Com Fome Depois da Refeição".
- ☐ Confira, como de costume, se comeu o que estava no planejamento. Depois se envolva em outras atividades; se desejar, você pode usar as sugestões de Minhas Técnicas de Distração.
- ☐ Quando o despertador tocar, acesse seu nível de saciedade. Ele está diferente de quando você acabou de comer?

É muito importante que você aprenda pela própria experiência que a condição biológica da saciedade sempre chega – mas leva certo tempo. Se você não aprender essa habilidade, então corre o risco de continuar comendo depois que o alimento planejado acabou. Se for o caso, repita essa tarefa mais adiante.

Em que você está pensando?

Pensamento sabotador: Eu não consigo jogar comida fora.
Resposta adaptativa: Então estarei sempre em perigo de voltar ao peso que perdi. Jogar fora a comida que não faz parte do meu

planejamento é uma habilidade importante. Ou jogo a comida no lixo ou jogo no meu corpo e engordo. E ainda assim não deixaria de ser um desperdício.

Lista das tarefas de hoje

Verifique a lista das tarefas todas as noites. Assinale os itens que você completou e circule os que estiverem incompletos para que você possa encarar o fato de não estar fazendo tudo o que é preciso para emagrecer.

☐ Eu me pesei.

☐ Li a lista das razões que tenho para emagrecer (e outros Cartões de Enfrentamento, quando precisei).

☐ Agendei atividades físicas e de dieta no Meu Cartão de Horários.

☐ Mensurei todos os alimentos.

☐ Eu me sentei em todas as refeições, comi devagar e atentamente.

☐ Preenchi Meu Planejamento Alimentar Diário *imediatamente* depois de comer.

☐ Eu disse: NÃO TENHO ESCOLHA para alimentos que não devo comer.

☐ Consegui me man ter nas (unidades calorias, carboidratos, pontos). atribuídas.

☐ Fiz exercícios físicos de 5 a 30 minutos, pelo menos.

☐ Usei técnicas de distração quando estava com fome ou tendo um desejo incontrolável de comer.

☐ Entrei em contato com meu técnico quando precisei de ajuda.

☐ Evitei comer exageradamente.

☐ Pratiquei a habilidade de jogar comida fora.

☐ Preenchi o Meu Planejamento Alimentar Diário referente às refeições de amanhã.

☐ Fiz elogios a mim mesmo por essas coisas e também porque:
_____
_____
_____
_____
_____

Diário

O que eu fiz hoje para evitar alimentos não-planejados?
_____
_____
_____

Caso eu tenha me desviado da dieta, o que aconteceu? O que eu posso aprender com isso?
_____
_____
_____

Reflexões:
_____
_____
_____
_____

Meu Cartão de Horários

Use este cartão para preencher conforme sua programação diária. Se você trabalha à noite ou segue uma rotina diferente desta, escreva os horários que são adequados à sua situação.

Hora	Atividade
6:00	
6:30	
7:00	
7:30	
8:00	
8:30	
9:00	
9:30	
10:00	
10:30	
11:00	
11:30	
12:00	
12:30	
13:00	
13:30	
14:00	
14:30	
15:00	
15:30	
16:00	
16:30	
17:00	
17:30	
18:00	
18:30	
19:00	
19:30	
20:00	
20:30	
21:00	
21:30	
22:00	
22:30	
23:00	

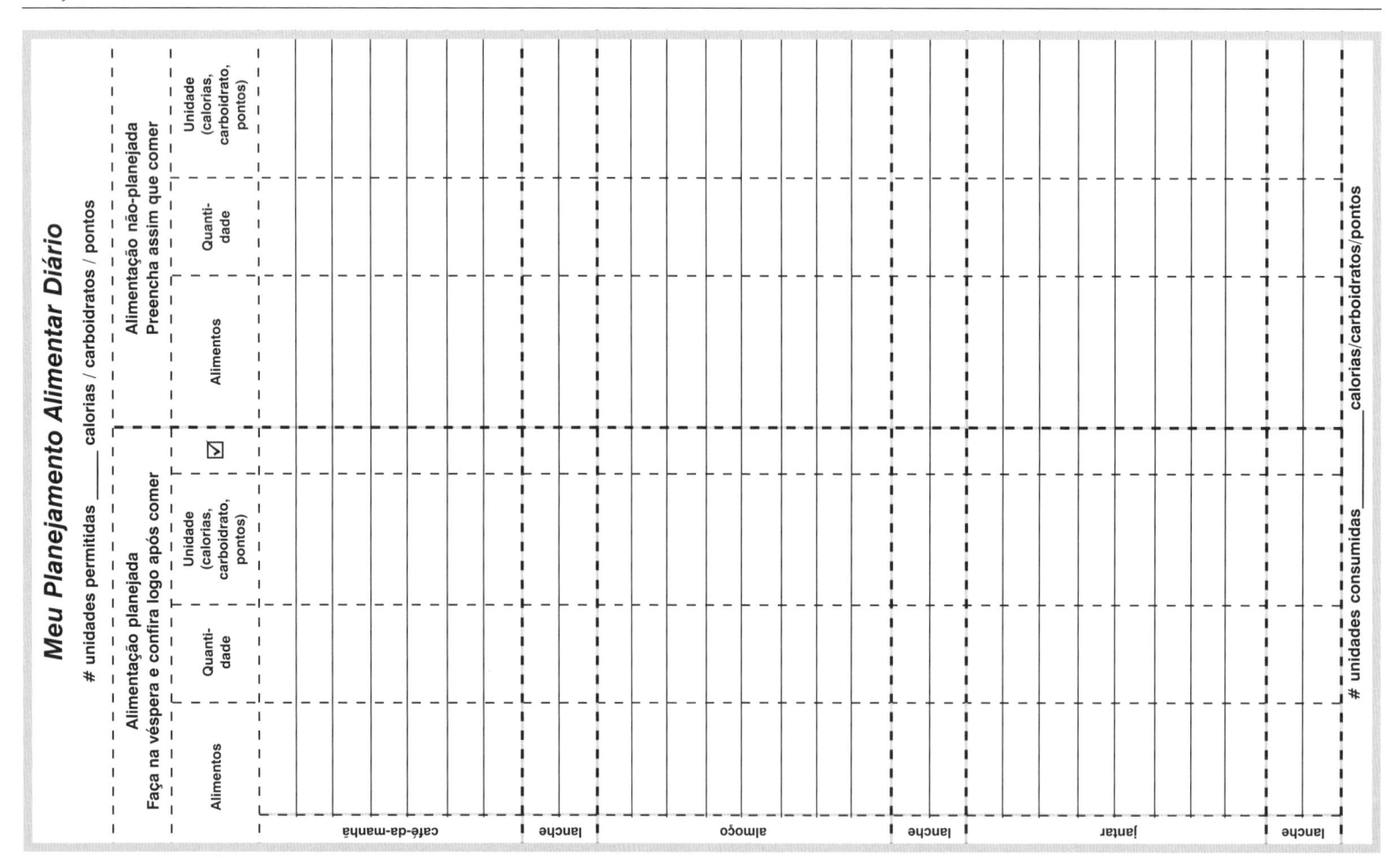

Meu Planejamento Alimentar Diário

unidades permitidas _____ calorias / carboidratos / pontos

Alimentação planejada Faça na véspera e confira logo após comer		☑	Alimentação não-planejada Preencha assim que comer	
Alimentos	Quanti-dade	Unidade (calorias, carboidrato, pontos)	Alimentos	Quanti-dade	Unidade (calorias, carboidrato, pontos)

café-da-manhã

lanche

almoço

lanche

jantar

lanche

unidades consumidas _____ calorias/carboidratos/pontos

Dia 18

Data _____

MODIFIQUE SUA DEFINIÇÃO DE SACIEDADE

Muitos dos adeptos crônicos de dieta alimentar precisam modificar o conceito que têm sobre saciedade porque continuam comendo mesmo *depois* dessa sensação se instalar. Para aprender a evitar esse problema, siga os seguintes passos:

☐ Disponha à sua frente, antes de começar a comer, todos os alimentos programados para uma determinada refeição. Depois que fizer isso, olhe com atenção. Você teria planejado comer uma quantidade maior de alimentos, restritos ou não, do que você realmente precisa?

☐ Se você suspeita responder afirmativamente, talvez esteja querendo se prevenir para não sentir muita fome até a hora da próxima refeição. Neste caso, leia o Cartão de Enfrentamento "Tolere a Fome e os Desejos" e faça novamente a tarefa do Dia 17.

☐ Ao terminar as refeições de hoje, pergunte se você é capaz de fazer uma caminhada rápida. Se a resposta for negativa e você se sentir levemente inchado ou letárgico, pode significar que realmente comeu demais.

☐ Caso fique decepcionado por não poder comer além do planejado, lembre-se de que vai fazer outra refeição em poucas horas (ou um lanche, se estiver programado). Na verdade, sentir fome de vez em quando é uma oportunidade valiosa para desenvolver sua tolerância.

Em que você está pensando?

Pensamento sabotador: Eu realmente gosto de comer bastante. Qual é o prejuízo de comer bastante se os alimentos são de baixa caloria ou até "livres" delas?

Resposta adaptativa: Há um perigo em potencial. Eu preciso acostumar a me sentir apenas medianamente satisfeito. Mesmo que hoje eu abuse de alimentos com baixo teor calórico, amanhã ou depois posso ficar vulnerável a comer em demasia outros tipos de alimentos. Eu devo aprender a comer normalmente.

Lista das tarefas de hoje

Verifique a lista das tarefas todas as noites. Assinale os itens que você completou e circule os que estiverem incompletos para que você possa encarar o fato de não estar fazendo tudo o que é preciso para emagrecer.

☐ Eu me pesei.

☐ Li a lista das razões que tenho para emagrecer (e outros Cartões de Enfrentamento quando precisei).

☐ Agendei atividades físicas e de dieta no Meu Cartão de Horários.

☐ Mensurei todos os alimentos.

☐ Eu me sentei em todas as refeições, comi devagar e atentamente.

☐ Preenchi Mou Planejamento Alimentar Diário *imediatamente* depois de comer.

☐ Eu disse: NÃO TENHO ESCOLHA para alimentos que não planejei comer.

- ☐ Consegui me manter nas unidades (calorias, carboidratos, pontos) permitidas.
- ☐ Fiz exercícios físicos de 5 a 30 minutos, pelo menos.
- ☐ Usei técnicas de distração quando estava com fome ou tendo um desejo incontrolável de comer.
- ☐ Entrei em contato com meu técnico de dieta quando precisei de ajuda.
- ☐ Evitei comer exageradamente.
- ☐ Preenchi o Meu Planejamento Alimentar Diário referente às refeições de amanhã.
- ☐ Fiz elogios a mim mesmo por essas coisas e também porque:

_____
_____
_____
_____

Diário

O que eu fiz hoje para evitar alimentos não-planejados?
_____
_____
_____

Caso eu tenha me desviado da dieta, o que aconteceu? O que eu posso aprender com isso?
_____
_____
_____

Reflexões:
_____
_____
_____
_____

Meu Cartão de Horários

Use este cartão para preencher conforme sua programação diária. Se você trabalha à noite ou segue uma rotina diferente desta, escreva os horários que são adequados à sua situação.

Hora	Atividade
6:00	
6:30	
7:00	
7:30	
8:00	
8:30	
9:00	
9:30	
10:00	
10:30	
11:00	
11:30	
12:00	
12:30	
13:00	
13:30	
14:00	
14:30	
15:00	
15:30	
16:00	
16:30	
17:00	
17:30	
18:00	
18:30	
19:00	
19:30	
20:00	
20:30	
21:00	
21:30	
22:00	
22:30	
23:30	

Meu Planejamento Alimentar Diário

unidades permitidas _____ calorias / carboidratos / pontos

Alimentação planejada Faça na véspera e confira logo após comer			☑	Alimentação não-planejada Preencha assim que comer		
Alimentos	Quanti-dade	Unidade (calorias, carboidrato, pontos)		Alimentos	Quantidade	Unidade (calorias, carboidrato, pontos)
café-da-manhã						
lanche						
almoço						
lanche						
jantar						
lanche						

unidades consumidas _____ calorias/carboidratos/pontos

Dia 19

Data _____

PARE DE SE ENGANAR

Algumas pessoas que não se saem bem com dietas, normalmente aperfeiçoam uma habilidade especial: a habilidade de se iludir sobre sua alimentação. Elas conseguem ser absolutamente lógicas e racionais em outras áreas da vida. Entretanto, quando se trata de comida, encontram justificativas para cada porção não-planejada que consomem. Faça o seguinte:

☐ Hoje, durante o dia, ao sentir vontade de comer alguma coisa que não tenha sido planejada, preste atenção em pensamentos que começam com:

Bem, comer isso não vai ser tão ruim assim porque...

☐ Leia os Cartões de Enfrentamento "Sem Desculpas", "Hábito de Resistência", "Não Dá Para Ter Tudo", "Está Errado!", "Vou Dar Mais Importância da Próxima Vez" "Eu Prefiro Ser Magro", e "NÃO TENHO ESCOLHA", sempre que se perceber justificando o consumos de um alimento que não foi planejado.

Outra forma de nos enganarmos é subestimando a quantia daquilo que comemos. Isso acontece quando deixamos de contabilizar todos os ingredientes que entram na composição de uma receita culinária. Também nos iludimos quando fazemos uma estimativa do tamanho da porção de comida que colocamos no prato, em vez de mensurá-la.

Hoje, antes de se servir, faça o seguinte:

☐ Olhe, atentamente, para todos os alimentos que compõem suas refeições e lanches. Você tem certeza de que anotou *cada* ingrediente de todos os pratos? Por exemplo, você anotou o óleo, a manteiga e a maionese, usados na preparação de alguns alimentos como ovos mexidos, salada de atum ou de frango, ou vegetais refogados?

☐ Deixe de mensurar previamente as refeições ou lanches hoje. Pegue a comida e escreva na Minha Tabela de Alimentos o peso que você *acha* que ela tem (ou, se for o caso, quantas colheres ou xícaras, representa). Utilize o modelo da tabela de alimentos preenchida por uma de minhas pacientes.

☐ A seguir, pegue uma balança de cozinha, uma colher e uma xícara para servirem de medida. Depois, mensure todos os alimentos e anote na sua tabela o peso real de cada um. Veja o quanto você conseguiu se aproximar da medida real.

Tabela de Alimentos – Modelo

Alimento	Medida aproximada	Medida real
Queijo *cottage*	½ xícara	¾ xícara
Uvas	1 xícara	1 e ½ xícaras
Atum	300 g	400 g
Maionese	1 colher de chá	1 colher de chá
Peito de frango	500 g	600 g
Feijão	1 e ½ xícaras	1 e ¼ xícaras
Arroz	½ xícara	¾ xícara
Pipoca	2 xícaras	3 xícaras

Minha Tabela de Alimentos		
Alimento	Medida aproximada	Medida real

Em que você está pensando?

Pensamento sabotador: Tudo bem se eu comer esses alimentos não-planejados porque...

Resposta adaptativa: Eu preciso me tornar mestre em resistir a alimentos não-planejados. Se eu realmente quiser emagrecer e permanecer sempre magro, eu simplesmente não posso comer o que quiser, a menos que faça parte do meu planejamento.

Lista das tarefas de hoje

Verifique a lista das tarefas todas as noites. Assinale os itens que você completou e circule os que estiverem incompletos para que você possa encarar o fato de não estar fazendo tudo o que é preciso para emagrecer.

☐ Eu me pesei.

☐ Li a lista das razões que tenho para emagrecer (e outros Cartões de Enfrentamento, quando precisei).

☐ Agendei atividades físicas e de dieta no Meu Cartão de Horários.

☐ Mensurei todos os alimentos.

☐ Eu me sentei em todas as refeições, comi devagar e atentamente.

☐ Evitei comer exageradamente.

☐ Preenchi Meu Planejamento Alimentar Diário *imediatamente* depois de comer.

☐ Eu disse: NÃO TENHO ESCOLHA para alimentos que não planejei comer.

☐ Consegui me manter nas unidades (calorias, carboidratos, pontos) atribuídas.

☐ Fiz exercícios físicos de 5 a 30 minutos, pelo menos.

☐ Usei técnicas de distração quando estava com fome ou tendo um desejo incontrolável de comer.

☐ Entrei em contato com meu técnico de dieta quando precisei de ajuda.

☐ Fiquei atento aos pensamentos que "me enganam".

☐ Preenchi o Meu Planejamento Alimentar Diário referente às refeições de amanhã.

☐ Fiz elogios a mim mesmo por essas coisas e também porque:
_____
_____
_____
_____

Diário

O que eu fiz hoje para evitar alimentos não-planejados?
_____
_____
_____

Caso eu tenha me desviado da dieta, o que aconteceu? O que eu posso aprender com isso?
_____
_____
_____
_____

Reflexões:
_____
_____
_____
_____

Meu Cartão de Horários

Use este cartão para preencher conforme sua programação diária. Se você trabalha à noite ou segue uma rotina diferente desta, escreva os horários que são adequados à sua situação.

Hora	Atividade
6:00	
6:30	
7:00	
7:30	
8:00	
8:30	
9:00	
9:30	
10:00	
10:30	
11:00	
11:30	
12:00	
12:30	
13:00	
13:30	
14:00	
14:30	
15:00	
15:30	
16:00	
16:30	
17:00	
17:30	
18:00	
18:30	
19:00	
19:30	
20:00	
20:30	
21:00	
21:30	
22:00	
22:30	
23:00	

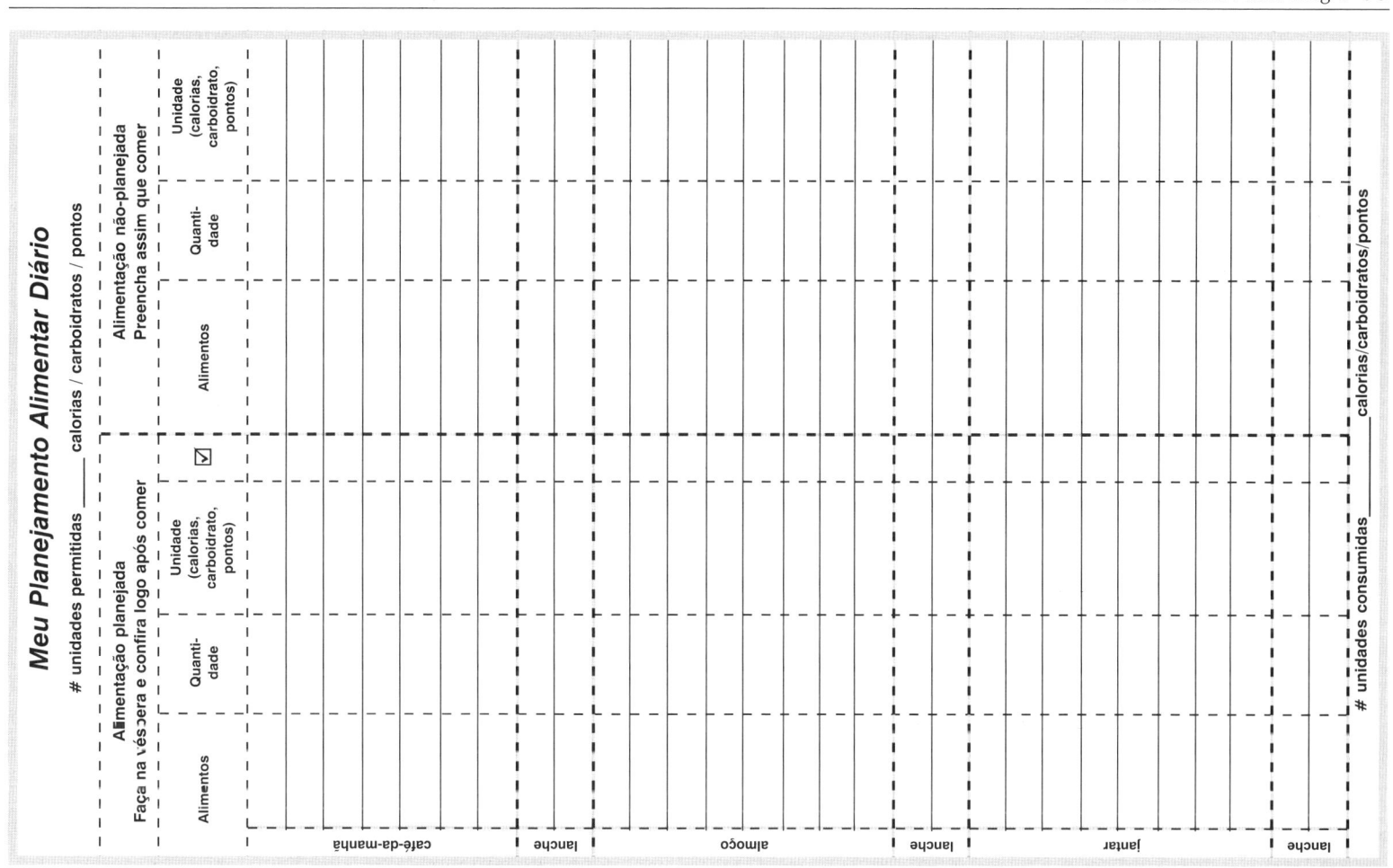

Meu Planejamento Alimentar Diário

unidades permitidas _____ calorias / carboidratos / pontos

	Alimentação planejada Faça na véspera e confira logo após comer		Alimentação não-planejada Preencha assim que comer		
	Alimentos	Quanti-dade	Unidade (calorias, carboidrato, pontos)	Alimentos	Quanti-dade	Unidade (calorias, carboidrato, pontos)
café-da-manhã						
lanche						
almoço						
lanche						
jantar						
lanche						

unidades consumidas _____ calorias/carboidratos/pontos

Dia 20

Data _____

VOLTE AOS TRILHOS

Há um tipo específico de pensamento que pode devastar sua dieta – aquele que você tem quando come algo que não estava planejado: *Não teria nenhum inconveniente abandonar a dieta e comer de tudo, pelo resto do dia.* Para contrariar essa ideia, pense no que é melhor, parar de comer quando você errou por 200 ou 300 calorias ou por 2000 ou 3000 calorias? Já que é possível parar de comer em qualquer ponto, então por que não parar imediatamente depois de extrapolar? Por que agravar um erro cometendo outro? Veja a seguir o que você precisa fazer:

- [ ] Diga para si mesmo: certo, eu não deveria ter comido tal coisa, mas não vou permitir que este único erro arruíne minha dieta.
- [ ] Comprometa-se novamente com a dieta: *Estou voltando para meu planejamento agora mesmo e vou segui-lo pelo resto do dia*, não tem sentido esperar até amanhã, *se eu fizer isso eu só vou engordar*.
- [ ] Imagine uma linha simbólica a partir da qual você vai "trocar de marcha" e se engajar imediatamente em várias atividades para se distrair e manter seus pensamentos longe do erro cometido, prevenindo-o de outras alimentações casuais.
- [ ] Faça muitos elogios a si mesmo por ter parado em qualquer ponto. Parabéns! Voltar ao rumo certo depois de ter saído dele é uma realização considerável.
- [ ] Leia o Cartão de Enfrentamento "Volte ao Rumo Certo" quantas vezes for preciso.
- [ ] Dê um passeio de 20 ou 30 minutos. Você vai se sentir muito mais satisfeito consigo mesmo, do ponto de vista psicológico – e sua comida vai ser metabolizada mais rapidamente.

Em que você está pensando?

Pensamento sabotador: Como pude ser capaz de comer? Nunca vou obter bons resultados com dietas. Eu acho que deveria desistir.
Resposta adaptativa: Não vou permitir que esse simples acontecimento destrua tudo o que já realizei. Um erro não pode arruinar minha dieta, mas voltar aos velhos padrões com certeza. Vou me comprometer novamente a partir de agora.

Lista das tarefas de hoje

Verifique a lista das tarefas todas as noites. Assinale os itens que você completou e circule os que estiverem incompletos para que você possa encarar o fato de não estar fazendo tudo o que é preciso para emagrecer.

- [ ] Eu me pesei.
- [ ] Li a lista das razões que tenho para emagrecer (e outros Cartões de Enfrentamento, quando precisei).
- [ ] Agendei atividades físicas e de dieta no Meu Cartão de Horários.
- [ ] Mensurei todos os alimentos.
- [ ] Eu me sentei em todas as refeições, comi devagar e atentamente.
- [ ] Evitei comer exageradamente.
- [ ] Preenchi Meu Planejamento Alimentar Diário *imediatamente* depois de comer.

- [ ] Eu disse: NÃO TENHO ESCOLHA para alimentos que não planejei comer.
- [ ] Consegui me manter nas unidades (calorias, carboidratos, pontos) permitidas.
- [ ] Fiz exercícios físicos de 5 a 30 minutos, pelo menos.
- [ ] Usei técnicas de distração quando estava com fome ou tendo um desejo incontrolável de comer.
- [ ] Entrei em contato com meu técnico de dieta quando precisei de ajuda.
- [ ] Fiquei alerta para os pensamentos que "me enganam".
- [ ] Eu me preparei para voltar à trilha quando cometer erros.
- [ ] Preenchi o Meu Planejamento Alimentar Diário referente às refeições de amanhã.
- [ ] Fiz elogios a mim mesmo por essas coisas e também porque:

_____
_____
_____
_____

Diário

O que eu fiz hoje para evitar alimentos não-planejados?
_____
_____
_____

Caso eu tenha me desviado da dieta, o que aconteceu? O que eu posso aprender com isso?
_____
_____
_____

Reflexões:
_____
_____
_____
_____
_____

Meu Cartão de Horários

Use este cartão para preencher conforme sua programação diária. Se você trabalha à noite ou segue uma rotina diferente desta, escreva os horários que são adequados à sua situação.

Hora	Atividade
6:00	
6:30	
7:00	
7:30	
8:00	
8:30	
9:00	
9:30	
10:00	
10:30	
11:00	
11:30	
12:00	
12:30	
13:00	
13:30	
14:00	
14:30	
15:00	
15:30	
16:00	
16:30	
17:00	
17:30	
18:00	
18:30	
19:00	
19:30	
20:00	
20:30	
21:00	
21:30	
22:00	
22:30	
23:00	

Meu Planejamento Alimentar Diário

unidades permitidas _____ calorias / carboidratos / pontos

Alimentação planejada
Faça na véspera e confira logo após comer

Alimentos	Quantidade	Unidade (calorias, carboidrato, pontos)	☑	Alimentos	Quantidade	Unidade (calorias, carboidrato, pontos)

Alimentação não-planejada
Preencha assim que comer

Refeições: café-da-manhã, lanche, almoço, lanche, jantar, lanche

unidades consumidas _____ calorias/carboidratos/pontos

Dia 21

Data _____

PREPARE-SE PARA SE PESAR

Amanhã ao se pesar, anote o resultado da balança no Meu Gráfico de Emagrecimento. Continue registrando as alterações em seu peso ao final de cada semana.

☐ Coloque uma etiqueta autocolante para poder acessá-lo rapidamente nos próximos dias.

☐ Observe o ponto 0 no gráfico. Amanhã de manhã, você deverá calcular a diferença em seu peso com relação à última semana e anotá-la na coluna da Semana 1. Em seguida, ligue os pontos. Continue a se pesar diariamente para acompanhar seu progresso, mas registre as mudanças apenas uma vez por semana.

☐ Esteja preparado psicologicamente. Lembre-se de que sua expectativa deveria ser a de emagrecer entre 200 a 900 gramas por semana. Em torno dessa média, tudo o que conseguir é considerado um bom resultado e deveria deixar você orgulhoso por alcançá-lo. Leia o Cartão de Enfrentamento "Comemore".

Em que você está pensando?

Pensamento sabotador: Eu deveria emagrecer mais rápido.
Resposta adaptativa: Emagrecer mais rápido pode não ser muito saudável. Se eu tiver expectativas mais realistas, ficarei feliz ao me pesar. Se eu não me manter dentro da realidade, vou me sentir mal e posso acabar desistindo.

Lista das tarefas de hoje

Verifique a lista das tarefas todas as noites. Assinale os itens que você completou e circule os que estiverem incompletos para que você possa encarar o fato de não estar fazendo tudo o que é preciso para emagrecer.

☐ Eu me pesei.
☐ Li a lista das razões que tenho para emagrecer (e outros Cartões de Enfrentamento, quando precisei).
☐ Agendei atividades físicas e de dieta no Meu Cartão de Horários.
☐ Mensurei todos os alimentos.
☐ Comi sempre sentado, devagar e atentamente.
☐ Evitei comer exageradamente.
☐ Preenchi Meu Planejamento Alimentar Diário *imediatamente* depois de comer.
☐ Eu disse: NÃO TENHO ESCOLHA para alimentos que não planejei comer.
☐ Consegui me manter nas unidades (calorias, carboidratos, pontos) permitidas.
☐ Fiz exercícios físicos de 5 a 30 minutos, pelo menos.
☐ Usei técnicas de distração quando estava com fome ou tendo um desejo incontrolável de comer.
☐ Entrei em contato com meu técnico de dieta quando precisei de ajuda.
☐ Fiquei alerta aos pensamentos que "me enganam".
☐ Eu me preparei para voltar ao rumo certo quando cometer erros.
☐ Preenchi o Meu Planejamento Alimentar Diário referentes às refeições de amanhã.

☐ Fiz elogios a mim mesmo por essas coisas e também porque:
___
___
___
___

Diário

O que eu fiz hoje para evitar alimentos não-planejados?
___
___
___

Caso eu tenha me desviado da dieta, o que aconteceu? O que eu posso aprender com isso?
___
___
___
___

Reflexões:
___
___
___
___

Meu Cartão de Horários

Use este cartão para preencher conforme sua programação diária. Se você trabalha à noite ou segue uma rotina diferente desta, escreva os horários que são adequados à sua situação.

Hora	Atividade
6:00	
6:30	
7:00	
7:30	
8:00	
8:30	
9:00	
9:30	
10:00	
10:30	
11:00	
11:30	
12:00	
12:30	
13:00	
13:30	
14:00	
14:30	
15:00	
15:30	
16:00	
16:30	
17:00	
17:30	
18:00	
18:30	
19:00	
19:30	
20:00	
20:30	
21:00	
21:30	
22:00	
22:30	
23:00	

Meu Planejamento Alimentar Diário

unidades permitidas _____ calorias / carboidratos / pontos

	Alimentação planejada Faça na véspera e confira logo após comer			Alimentação não-planejada Preencha assim que comer		
	Alimentos	Quanti-dade	Unidade (calorias, carboidrato, pontos)	Alimentos	Quanti-dade	Unidade (calorias, carboidrato, pontos)
café-da-manhã						
lanche						
almoço						
lanche						
jantar						
lanche						

unidades consumidas _____ calorias/carboidratos/pontos

8
Semana 4
Reaja aos pensamentos sabotadores

Espero que você esteja orgulhoso e feliz por incorporar as habilidades de **A dieta definitiva de Beck** e por continuar perseguindo sua meta. Estar orgulhoso é a sua principal aquisição. No entanto, agora é hora de prevenir e planejar estratégias para tempos mais difíceis, quando inevitavelmente virão os sentimentos de injustiça, privação, decepção e desânimo. São momentos em que você vai estar muito inclinado a parar de fazer dieta. Entretanto, se você desenvolver habilidades específicas para superar essas dificuldades, sairá ileso das adversidades. No final, estará muito satisfeito porque foi capaz de ultrapassar essas barreiras e de emagrecer em vez de voltar a engordar.

Dia 22   Data _____

DIGA "PACIÊNCIA!" PARA A DECEPÇÃO

Esta é a segunda vez que você vai registrar sua alteração do peso no Meu Gráfico de Emagrecimento. Lembre-se de vestir a mesma roupa de quando se pesou no Dia 15.

☐ Pese-se antes do café-da-manhã e ligue os pontos, mostrando quanto você emagreceu ou engordou durante esta semana.

☐ Conte ao técnico de dieta o resultado desta semana. Se você não emagreceu, peça ajuda para resolver o problema. É possível que você tenha que cortar calorias ou aumentar os exercícios. Verifique se você está contando as calorias de tudo o que consome.

☐ No caso de haver emagrecido, leia o Cartão de Enfentamento "Comemore!".

☐ Se você está decepcionado com o que emagreceu, pratique a técnica *Paciência!* descrita a seguir.

É comum as pessoas envolvidas em dietas se decepcionarem em certos momentos. Na semana passada, você devia estar muito entusiasmado e com vontade de fazer o que fosse possível para emagrecer. Entretanto, posso prever que você vai se decepcionar, principalmente quando estiver com vontade de comer algo fora do planejamento, quando não quiser fazer exercícios, ou quando perceber que não está emagrecendo na velocidade desejada.

Gostaria que você começasse a praticar uma nova habilidade que vai ajudá-lo a lidar com as decepções, livrando-o de comer exageradamente e abandonar a dieta. Veja o que é preciso fazer:

☐ Quando começar a se sentir em privação ou descontente pelo fato de precisar restringir sua alimentação, trabalhe a aceitação: *Se eu quiser emagrecer/ser magro/ser saudável/sentir-me melhor comigo mesmo/ ter mais energia/vestir-me melhor/ter mais confiança em mim/ ser menos autocrítico/ter amor próprio, então eu tenho que aceitar que a única maneira de usufruir desses benefícios é restringindo minha alimentação. Eu não posso ter tudo. Isso não seria possível.*

☐ Diga: *Paciência!*, que significa, eu não gosto que seja assim, mas é algo que não posso mudar, portanto vou aceitar e seguir em frente.

☐ Tente identificar as situações em que você já disse algo parecido com *Paciência!* quando tinha que fazer algo que não queria, como sair da cama de manhã, pagar suas contas ou limpar a casa. Essas são algumas das atividades desagradáveis que precisamos aceitar. É dessa maneira que quero que encare as decepções ocasionais que vai ter fazendo dieta.

☐ Leve o Cartão de Enfrentamento "Paciência!" para se lembrar de usar essa técnica sempre que precisar.

Em que você está pensando?

Pensamento sabotador: Eu não quero restrições. Deve haver uma maneira mais fácil.

Resposta adaptativa: A não-aceitação pode conduzir a dificuldades, e eu provavelmente vou acabar desistindo e engordando. Devo aceitar que não existe uma maneira fácil de emagrecer.

Lista das tarefas de hoje

Verifique a lista das tarefas, todas as noites. Assinale os itens que você completou e circule os que estiverem incompletos para que você possa encarar o fato de não estar fazendo tudo o que é preciso para emagrecer.

- ☐ Eu me pesei e contei a mudança de peso ao meu técnico de dieta.
- ☐ Li a lista das razões que tenho para emagrecer (e outros Cartões de Enfrentamento, quando precisei).
- ☐ Agendei atividades físicas e de dieta no Meu Cartão de Horários.
- ☐ Mensurei todos os alimentos.
- ☐ Comi sempre sentado, devagar e atentamente.
- ☐ Evitei comer exageradamente.
- ☐ Preenchi Meu Planejamento Alimentar Diário *imediatamente* depois de comer.
- ☐ Eu disse: NÃO TENHO ESCOLHA para alimentos que não planejei comer.
- ☐ Consegui me manter nas unidades (calorias, carboidratos, pontos) permitidas.
- ☐ Fiz exercícios físicos de 5 a 30 minutos, pelo menos.
- ☐ Usei técnicas de distração quando estava com fome ou tendo um desejo incontrolável de comer.
- ☐ Entrei em contato com meu técnico de dieta quando precisei de ajuda.
- ☐ Fiquei alerta para os pensamentos que "me enganam".
- ☐ Usei a técnica: *Paciência!* para enfrentar as decepções (quando precisei).
- ☐ Preenchi o Meu Planejamento Alimentar Diário referente às refeições de amanhã.
- ☐ Fiz elogios a mim mesmo por essas coisas e também porque:

_____
_____
_____
_____
_____

Diário

O que eu fiz hoje para evitar alimentos não-planejados?
_____
_____
_____

Caso eu tenha me desviado da dieta, o que aconteceu? O que eu posso aprender com isso?
_____
_____
_____

Reflexões:
_____
_____
_____
_____

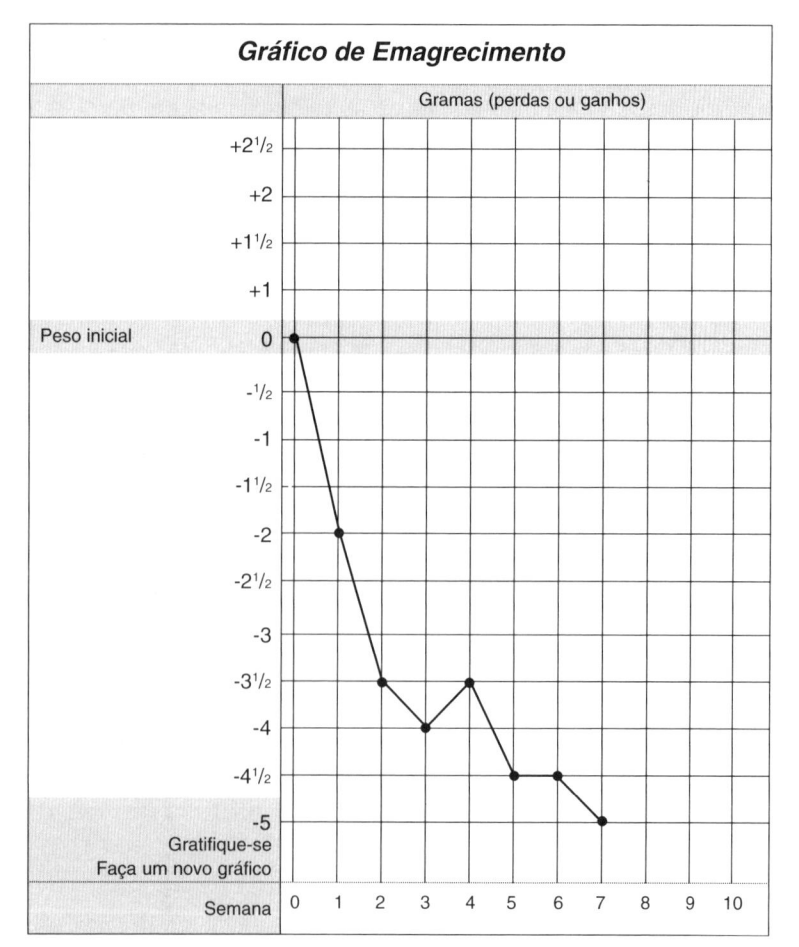

Gráfico de Emagrecimento

Gramas (perdas ou ganhos)

Peso inicial

Gratifique-se
Faça um novo gráfico

Semana

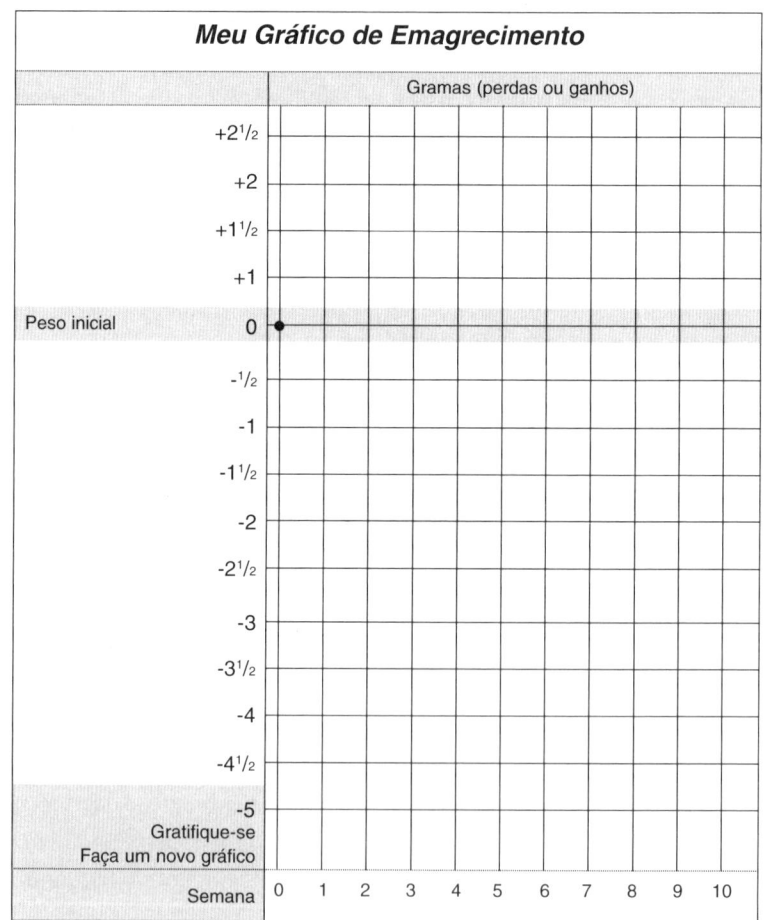

Meu Gráfico de Emagrecimento

Gramas (perdas ou ganhos)

Peso inicial

Gratifique-se
Faça um novo gráfico

Semana

Meu Cartão de Horários

Use este cartão para preencher conforme sua programação diária. Se você trabalha à noite ou segue uma rotina diferente desta, escreva os horários que são adequados à sua situação.

Hora	Atividade
6:00	
6:30	
7:00	
7:30	
8:00	
8:30	
9:00	
9:30	
10:00	
10:30	
11:00	
11:30	
12:00	
12:30	
13:00	
13:30	
14:00	
14:30	
15:00	
15:30	
16:00	
16:30	
17:00	
17:30	
18:00	
18:30	
19:00	
19:30	
20:00	
20:30	
21:00	
21:30	
22:00	
22:30	
23:00	

Meu Planejamento Alimentar Diário

unidades permitidas _____ calorias / carboidratos / pontos

Alimentação planejada Faça na véspera e confira logo após comer				Alimentação não-planejada Preencha assim que comer		
Alimentos	Quanti-dade	☑	Unidade (calorias, carboidrato, pontos)	Alimentos	Quanti-dade	Unidade (calorias, carboidrato, pontos)
café-da-manhã						
lanche						
almoço						
lanche						
jantar						
lanche						

unidades consumidas _____ calorias/carboidratos/pontos

Dia 23

Data _____

CONTRARIE A SÍNDROME DA INJUSTIÇA

A vida, certamente, não é justa. Ela parece ainda menos justa quando é necessário restringir a alimentação. As pessoas geralmente arrumam confusão quando utilizam a injustiça como desculpa para sair da dieta: *Não é justo deixar de comer esse alimento, a vida deveria ser justa, portanto, vou comer.*

Assinale os pensamentos que você teve antes e que apresentam possibilidade de voltar a ocorrer futuramente: Não é justo que:

- [ ] Eu me prive tanto.
- [ ] Eu não possa comer como outras pessoas.
- [ ] Eu tenha que fazer tanto sacrifício para emagrecer.
- [ ] Eu tenha um metabolismo tão malvado assim.
- [ ] A tendência a engordar ronde minha família.
- [ ] Eu não possa comer espontaneamente.
- [ ] Eu tenha que monitorar tudo o que como.

Tudo verdade: Nada disso é justo. No entanto, você tem duas maneiras de reagir à injustiça. Eu gostaria que você pensasse muito sobre elas:

1. Você pode ter pena de si mesmo, sair da dieta, lutar eternamente para emagrecer e continuar infeliz.

2. Compreender esses sentimentos, aceitar o que precisa ser feito para emagrecer, ir em frente, emagrecer, desfrutar de todas as vantagens de ser magro, se sentir forte e no controle e se orgulhar de si mesmo.

O que você escolhe? Para tornar essa tarefa um pouco mais fácil, faça o seguinte:

- [ ] Leia sua lista de vantagens de emagrecer e pense sobre os fantásticos benefícios que você vai obter aderindo à dieta.
- [ ] Pense também sobre o que é melhor: lutar contra a injustiça – ou aceitá-la e ir em frente? Além disso, qualquer um tem cotas de injustiça na vida. A dieta é apenas uma das suas. A maior injustiça não seria, talvez, permitir que a "injustiça" impedisse você de emagrecer?
- [ ] Deixe a injustiça em suspenso e preste atenção nos aspectos positivos de sua vida. Foque o fato de que fazer algo para melhorar sua saúde é a coisa mais justa que você poderia fazer a si mesmo.

Em que você está pensando?

Pensamento sabotador: Por que a alimentação tem que ser injusta? Eu acho que posso compreender, mas não gostaria de ter que conviver com isso.

Resposta adaptativa: Certo. É lógico que não gosto dessa situação, neste momento. No entanto, estarei muito feliz por ter aprendido a aceitar a injustiça quando tinha que emagrecer e me tornar definitivamente uma pessoa magra.

Lista das tarefas de hoje

Verifique a lista das tarefas todas as noites. Assinale os itens que você completou e circule os que estiverem incompletos para que você possa encarar o fato de não estar fazendo tudo o que é preciso para emagrecer.

- ☐ Eu me pesei.
- ☐ Li a lista das razões que tenho para emagrecer (e outros Cartões de Enfrentamento, quando precisei).
- ☐ Agendei atividades físicas e de dieta no Meu Cartão de Horários.
- ☐ Mensurei todos os alimentos.
- ☐ Comi sempre sentado, devagar e atentamente.
- ☐ Evitei comer exageradamente.
- ☐ Preenchi meu Planejamento Alimentar Diário *imediatamente* depois de comer.
- ☐ Eu disse: NÃO TENHO ESCOLHA para alimentos que não planejei comer.
- ☐ Consegui me manter nas unidades (calorias, carboidratos, pontos) permitidas.
- ☐ Fiz exercícios físicos de 5 a 30 minutos, pelo menos.
- ☐ Usei técnicas de distração quando estava com fome ou tendo um desejo incontrolável de comer.
- ☐ Entrei em contato com meu técnico de dieta quando precisei de ajuda.
- ☐ Fiquei alerta para os pensamentos que "me enganam".
- ☐ Usei a técnica: *Paciência!* para enfrentar as decepções (quando precisei).
- ☐ Preparei-me para o tema da "injustiça".
- ☐ Preenchi o Meu Planejamento Alimentar Diário referente às refeições de amanhã.
- ☐ Fiz elogios a mim mesmo por essas coisas e também porque:

_____
_____
_____
_____
_____

Diário

O que eu fiz hoje para evitar alimentos não-planejados?

_____
_____
_____

Caso eu tenha me desviado da dieta, o que aconteceu? O que eu posso aprender com isso?

_____
_____
_____

Reflexões:

_____
_____
_____
_____

Meu Cartão de Horários

Use este cartão para preencher conforme sua programação diária. Se você trabalha à noite ou segue uma rotina diferente desta, escreva os horários que são adequados à sua situação.

Hora	Atividade
6:00	
6:30	
7:00	
7:30	
8:00	
8:30	
9:00	
9:30	
10:00	
10:30	
11:00	
11:30	
12:00	
12:30	
13:00	
13:30	
14:00	
14:30	
15:00	
15:30	
16:00	
16:30	
17:00	
17:30	
18:00	
18:30	
19:00	
19:30	
20:00	
20:30	
21:00	
21:30	
22:00	
22:30	
23:00	

Meu Planejamento Alimentar Diário

unidades permitidas _____ calorias / carboidratos / pontos

Alimentação planejada Faça na véspera e confira logo após comer			☑	Alimentação não-planejada Preencha assim que comer		
Alimentos	Quanti-dade	Unidade (calorias, carboidrato, pontos)		Alimentos	Quanti-dade	Unidade (calorias, carboidrato, pontos)
café-da-manhã						
lanche						
almoço						
lanche						
jantar						
lanche						

unidades consumidas _____ calorias/carboidratos/pontos

Dia 24   Data _____

SAIBA LIDAR COM O DESÂNIMO

É natural sentir um pouco de desânimo quando se faz dieta. Em certos momentos, você pode pensar que o esforço não compensa. Isso costuma acontecer quando você:

- Está se empenhando em restringir a alimentação ou executando algumas tarefas relacionadas com a dieta.
- Come com exagero ou consome um alimento não-planejado.
- Sente-se sobrecarregado com o fato de ter que usar as técnicas de dieta e restringir sua alimentação durante muito tempo.
- Ao se pesar, constata que não emagreceu.

Não permita que os sentimentos de desânimo sirvam de desculpa para que você saia da dieta. Veja como agir:

☐ Leia mais vezes sua lista de vantagens de emagrecer. Lembre-se de que as recompensas de se tornar magro serão muito maiores do que o desconforto pelo esforço que você está fazendo hoje.

☐ No final do dia, reflita sobre o tempo em que você esteve desanimado. A maioria das pessoas na sua condição costuma se sentir assim de 20 a 30 minutos de cada vez, e então o desânimo passa. Se pensar bem, não é tanto tempo assim. Lembre-se de que o desânimo é temporário.

☐ Não pense muito no futuro. Dieta "para sempre" soa extremamente difícil. "Dieta só hoje" é mais fácil.

☐ Se você cometer um deslize, lembre-se de que erros acontecem – ninguém é perfeito. O mais importante é como você vai lidar com seus erros. Você pode desanimar e agravar o erro comendo mais ou voltar à dieta imediatamente.

☐ Leia o Cartão de Enfrentamento "Conselho a um Amigo".

É previsto que a dieta seja difícil em algumas ocasiões, portanto tenha isso em mente. Entretanto, esteja consciente também de que em breve ela vai se tornar muito fácil outra vez – assim você vai ter apenas alguns momentos de dificuldades com a dieta em geral.

Em que você está pensando?

Pensamento sabotador: Não sei se consigo. É muito trabalhoso.
Resposta adaptativa: É trabalhoso sim, mas ficará fácil depois que eu incorporar as habilidades que estou aprendendo. Vale a pena fazer tudo isso pelas vantagens de emagrecer.

Lista das tarefas de hoje

Verifique a lista das tarefas todas as noites. Assinale os itens que você completou e circule os que estiverem incompletos para que você possa encarar o fato de não estar fazendo tudo o que é preciso para emagrecer.

☐ Eu me pesei.

☐ Li a lista das razões que tenho para emagrecer (e outros Cartões de Enfrentamento, quando precisei).

☐ Agendei atividades físicas e de dieta no Meu Cartão de Horários.

☐ Mensurei todos os alimentos antes de comer.

☐ Consegui me manter nas unidades (calorias, carboidratos, pontos) permitidas.

☐ Comi sempre sentado, devagar e atentamente e me abstive de me empanturrar.

☐ Preenchi Meu Planejamento Alimentar Diário *imediatamente* depois de comer.

☐ Eu disse: NÃO TENHO ESCOLHA para alimentos que não planejei comer.

☐ Fiz exercícios físicos de 5 a 30 minutos, pelo menos.

☐ Usei as técnicas de distração quando estava com fome ou tendo um desejo incontrolável de comer.

☐ Entrei em contato com meu técnico de dieta quando precisei de ajuda.

☐ Usei a técnica *Paciência!* para enfrentar as decepções (quando precisei).

☐ Preenchi Meu Planejamento Alimentar Diário referente às refeições de amanhã.

☐ Fiz elogios a mim mesmo por essas coisas e também porque:

Diário

O que eu fiz hoje para evitar alimentos não-planejados?

Caso eu tenha me desviado da dieta, o que aconteceu? O que eu posso aprender com isso?

Reflexões:

Meu Cartão de Horários

Use este cartão para preencher conforme sua programação diária. Se você trabalha à noite ou segue uma rotina diferente desta, escreva os horários que são adequados à sua situação.

Hora	Atividade
6:00	
6:30	
7:00	
7:30	
8:00	
8:30	
9:00	
9:30	
10:00	
10:30	
11:00	
11:30	
12:00	
12:30	
13:00	
13:30	
14:00	
14:30	
15:00	
15:30	
16:00	
16:30	
17:00	
17:30	
18:00	
18:30	
19:00	
19:30	
20:00	
20:30	
21:00	
21:30	
22:00	
22:30	
23:00	

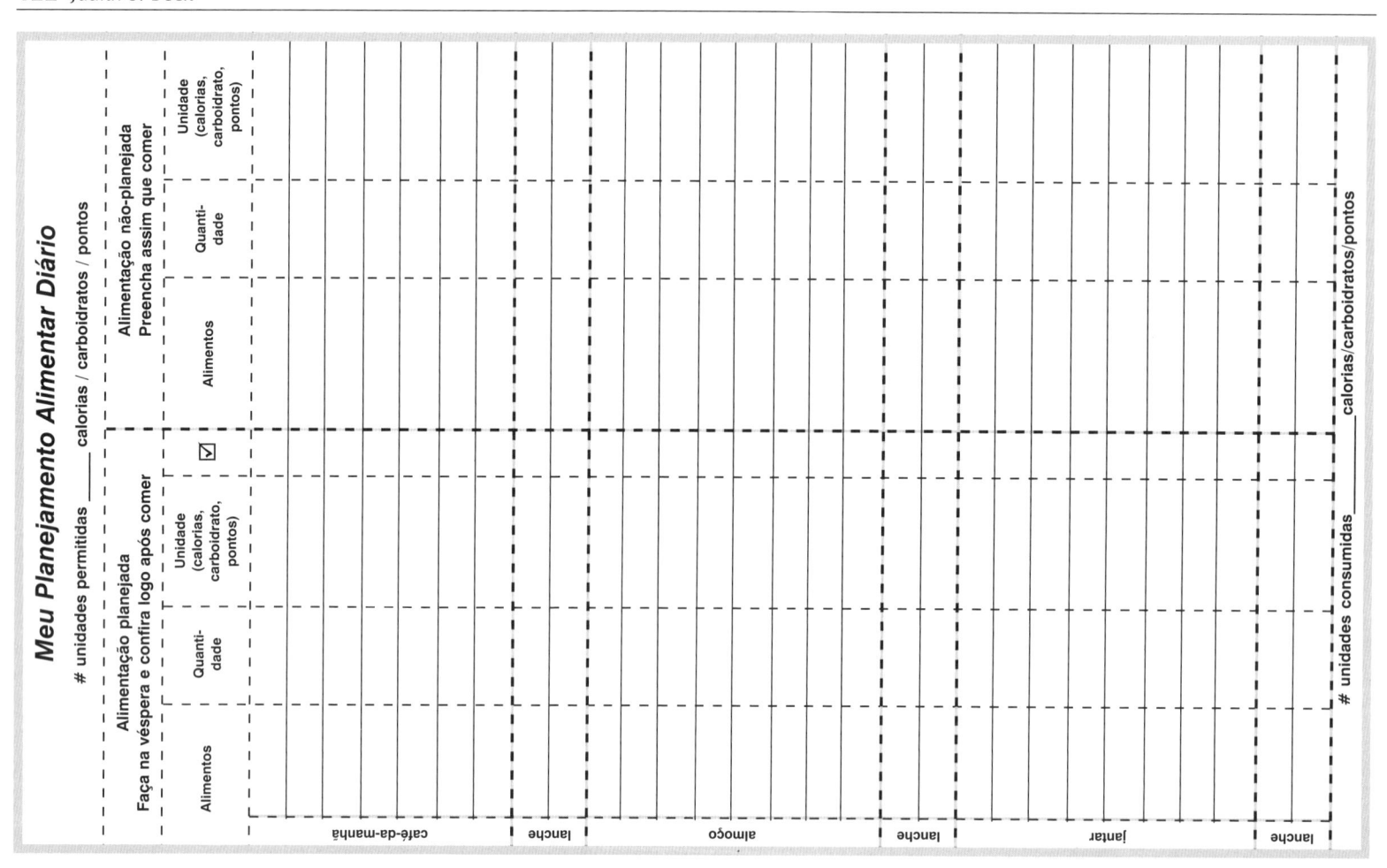

Meu Planejamento Alimentar Diário

unidades permitidas _____ calorias / carboidratos / pontos

Alimentação planejada Faça na véspera e confira logo após comer				Alimentação não-planejada Preencha assim que comer		
Alimentos	Quanti-dade	Unidade (calorias, carboidrato, pontos)	☑	Alimentos	Quanti-dade	Unidade (calorias, carboidrato, pontos)
café-da-manhã						
lanche						
almoço						
lanche						
jantar						
lanche						

unidades consumidas _____ calorias/carboidratos/pontos

Dia 25

Data _____

IDENTIFIQUE PENSAMENTOS SABOTADORES

Seus pensamentos são muito poderosos. Você tem lido muitos exemplos de como um pensamento pode levá-lo a sair da dieta. Deixados à vontade, os pensamentos sabotadores, mais cedo ou mais tarde, farão você abandonar totalmente a dieta. O que eu quero agora é que você comece a identificar e perseguir pensamentos sabotadores – e que faça isso sempre. Veja como descobrir se você está tendo um pensamento sabotador:

- Você fica atraído por um alimento que não pode comer.
- Você come um alimento proibido.
- Você fica atraído por deixar de fazer algumas partes do programa **A dieta definitiva de Beck**.
- Você fica infeliz com determinados componentes da dieta.

☐ Nesses momentos, pergunte-se: *O que está passando por minha cabeça agora? O que estou pensando?*

☐ Anote esses pensamentos na sessão de hoje do diário.

Lembre-se: você pode aderir à dieta e não comer alimentos proibidos, além de evitar comportamentos que sabotam suas metas, desafiando pensamentos. Nos próximos dois dias, você vai refinar essa habilidade.

Em que você está pensando?

Pensamento sabotador: Na maioria das vezes, eu não penso em nada, apenas me sinto abatido e desanimado.

Resposta adaptativa: Na realidade, estou tendo pensamentos que estão me levando a me sentir de mal a pior.

Lista das tarefas de hoje

Verifique a lista das tarefas todas as noites. Assinale os itens que você completou e circule os que estiverem incompletos para que você possa encarar o fato de não estar fazendo tudo o que é preciso para emagrecer.

☐ Eu me pesei.

☐ Li a lista das razões que tenho para emagrecer (e outros Cartões de Enfrentamento quando precisei).

☐ Agendei atividades físicas e de dieta no Meu Cartão de Horários.

☐ Mensurei todos os alimentos antes de comer.

☐ Consegui me manter nas unidades (calorias, carboidratos, pontos) permitidas.

☐ Comi sempre sentado, devagar e atentamente e evitei comer em exagero.

☐ Preenchi Meu Planejamento Alimentar Diário *imediatamente* depois de comer.

☐ Eu disse: NÃO TENHO ESCOLHA para alimentos que não planejei comer.

☐ Fiz exercícios físicos de 5 a 30 minutos, pelo menos.

☐ Usei as técnicas de distração quando estava com fome ou tendo um desejo incontrolável de comer.

☐ Entrei em contato com meu técnico de dieta quando precisei de ajuda.

☐ Usei a técnica *Paciência!,* para enfrentar as decepções (quando precisei).

☐ Preenchi Meu Planejamento Alimentar Diário referente às refeições de amanhã.

☐ Fiz elogios a mim mesmo por essas coisas e também porque:
_____
_____
_____
_____

Diário

O que eu fiz hoje para evitar alimentos não-planejados?
_____
_____
_____

Caso eu tenha me desviado da dieta, o que aconteceu? O que eu posso aprender com isso?
_____
_____
_____

Reflexões:
_____
_____
_____
_____
_____

Meu Cartão de Horários

Use este cartão para preencher conforme sua programação diária. Se você trabalha à noite ou segue uma rotina diferente desta, escreva os horários que são adequados à sua situação.

Hora	Atividade
6:00	
6:30	
7:00	
7:30	
8:00	
8:30	
9:00	
9:30	
10:00	
10:30	
11:00	
11:30	
12:00	
12:30	
13:00	
13:30	
14:00	
14:30	
15:00	
15:30	
16:00	
16:30	
17:00	
17:30	
18:00	
18:30	
19:00	
19:30	
20:00	
20:30	
21:00	
21:30	
22:00	
22:30	
23:00	

Meu Planejamento Alimentar Diário

unidades permitidas _____ calorias / carboidratos / pontos

Alimentação planejada Faça na véspera e confira logo após comer				Alimentação não-planejada Preencha assim que comer		
Alimentos	Quanti-dade	Unidade (calorias, carboidrato, pontos)	☑	Alimentos	Quantidade	Unidade (calorias, carboidrato, pontos)

Refeições: café-da-manhã | lanche | almoço | lanche | jantar | lanche

unidades consumidas _____ calorias/carboidratos/pontos

Dia 26

Data _____

RECONHEÇA OS ERROS COGNITIVOS

Você se lembra do que discutimos no Capítulo 1, pensar alguma coisa não significa necessariamente que ela seja verdadeira? Veja um exemplo: *Meus amigos ficarão decepcionados se eu não beber na festa* é um pensamento que pode lhe parecer verdadeiro. Contudo, alguns de seus amigos podem nem notar ou nem se importar se você está bebendo ou não. Outros pensamentos são totalmente incorretos: *Eu tenho que comer..., Eu não posso continuar sentindo fome*. Reconhecer e corrigir pensamentos imprecisos são habilidades essenciais que precisam ser aperfeiçoadas se você quiser continuar emagrecendo e se tornar uma pessoa definitivamente magra.

As pessoas tendem a cometer erros previsíveis de pensamento. O Quadro de Erros Cognitivos apresenta os típicos erros cognitivos dos indivíduos que fazem dieta. Faça o seguinte:

☐ Leia cada item do quadro de erros cognitivos e faça Cartões de Enfrentamento para os que você julgue necessário.

☐ Quando for registrar os pensamentos sabotadores em seu diário de hoje, veja se é possível identificar erros cognitivos específicos. Não fique preocupado se não conseguir: é uma habilidade útil, porém não é fundamental.

☐ Guie-se por este quadro frequentemente. Ele vai ajudar você a criar Cartões de Enfrentamento para seus pensamentos sabotadores.

Quadro de Erros Cognitivos

Erros cognitivos	Descrição	Exemplos	Enfrentamento
Pensamento tudo ou nada	Você vê as coisas em duas categorias apenas quando na verdade existe o meio termo entre um extremo e outro	*Ou faço a dieta rigorosamente ou é o mesmo que não fazer.*	*Cometer um erro não é a mesma coisa que falhar totalmente.*
Passagem direta para as conclusões	Você tem certeza de que há um padrão global de aspectos negativos baseado em um único incidente.	*Já que não emagreci esta semana, tentar ser magro é impossível.*	*As pessoas não emagrecem todas as semanas, mesmo que sua alimentação seja exatamente a mesma.*
Adivinhação negativa do futuro	Você prevê o futuro de forma negativa, sem considerar outros resultados possíveis.	*Eu não vou resistir aos doces na festa.*	*Ninguém vai me forçar a comer. Tenho que me preparar com antecedência e usar as habilidades que aprendi.*
Adivinhação positiva do futuro	Você prevê o futuro muito positivamente, sem considerar outros resultados possíveis.	*Serei capaz de comer apenas uma bolacha, ficar satisfeito e parar.*	*Meu passado me mostra que sempre quero mais.*
Descontando o positivo	Você irracionalmente desconta suas atitudes ou qualidades positivas.	*Emagrecer apenas alguns gramas não adianta. Eu só vou merecer me elogiar depois de alcançar minha meta final.*	*Eu mereço elogios por todas as atitudes positivas que tiver.*

Quadro de Erros Cognitivos (continuação)

Erros cognitivos	Descrição	Exemplos	Enfrentamento
Raciocínio com base emocional	Você acredita que seus pensamentos são verdadeiros porque os sente verdadeiros, mesmo que haja evidências que os contrariem.	*Já que me sinto sem esperança de emagrecer, a realidade é que não vou conseguir mesmo.*	*De vez em quando, todos se sentem desanimados. Isso é normal. Eu só não vou conseguir emagrecer se parar de fazer este programa.*
Rotulação	Você atribui traços indesejáveis a si mesmo (e às outras pessoas) sem levar em consideração a pessoa como um todo.	*Eu sou ruim por ter me empanturrado hoje.*	*É obvio que eu não sou ruim. Eu apenas me engajei em alguns comportamentos alimentares prejudiciais.*
Leitura da mente	Você tem certeza de que sabe o que as outras pessoas estão pensando mesmo na ausência de evidências suficientes.	*Todo mundo vai pensar negativamente a meu respeito se eu comer diferente.*	*É provável que algumas pessoas fiquem satisfeitas por eu estar emagrecendo, outras não irão notar ou não se importarão com o que estou comendo.*
Pensamentos enganosos	Você diz a si mesmo coisas que em outras situações nem você mesmo acreditaria.	*Comer em pé não conta.*	*Calorias são calorias, não importa de que maneira as consuma.*
Regras disfuncionais	Você estabelece o que você ou os outros devem fazer sem levar as circunstâncias em consideração.	*Eu não posso desperdiçar comida.*	*É melhor desperdiçar a comida no lixo do que em meu corpo.*

Quadro de Erros Cognitivos (continuação)

Erros cognitivos	Descrição	Exemplos	Enfrentamento
Irrelevância	Você une duas ideias sem relação entre si.	*Comer agora está certo porque estou muito estressada.*	*Comer por motivos emocionais não está certo. Preciso tolerar meu sofrimento ou resolver o problema.*
Catastrofização	Você faz uma afirmação drástica baseada em pequena quantidade de dados.	*Sou uma pessoa totalmente fora de controle (na minha alimentação).*	*Comi algo que não estava planejado, mas posso recomeçar a dieta neste momento.*

Lista das tarefas de hoje

Verifique a lista das tarefas todas as noites. Assinale os itens que você completou e circule os que estiverem incompletos para que você possa encarar o fato de não estar fazendo tudo o que é preciso para emagrecer.

- [ ] Eu me pesei.
- [ ] Li a lista das razões que tenho para emagrecer (e outros cartões de enfrentamento, quando precisei).
- [ ] Agendei atividades físicas e de dieta no Meu Cartão de Horários.
- [ ] Mensurei todos os alimentos antes de comer.
- [ ] Comi sempre sentado, devagar e atentamente
- [ ] Evitei comer exageradamente.

- [ ] Preenchi Meu Planejamento Alimentar Diário *imediatamente* depois de comer.
- [ ] Eu disse: NÃO TENHO ESCOLHA para alimentos que não planejei comer.
- [ ] Consegui me manter nas unidades (calorias, carboidratos, pontos) permitidas.
- [ ] Fiz exercícios físicos de 5 a 30 minutos, pelo menos.
- [ ] Usei as técnicas de distração quando estava com fome ou tendo um desejo incontrolável de comer.
- [ ] Entrei em contato com meu técnico de dieta quando precisei de ajuda.
- [ ] Fiquei alerta para os pensamentos que "me enganam".
- [ ] Eu usei a técnica *Paciência!* para enfrentar as decepções (quando precisei).
- [ ] Preenchi Meu Planejamento Alimentar Diário referente às refeições de amanhã.
- [ ] Fiz elogios a mim mesmo por essas coisas e também porque:

_____
_____
_____

Diário

O que eu fiz hoje para evitar alimentos não-planejados?
_____
_____
_____

Caso eu tenha me desviado da dieta, o que aconteceu? O que eu posso aprender com isso?
_____
_____
_____

Reflexões:
_____
_____
_____

Meu Cartão de Horários

Use este cartão para preencher conforme sua programação diária. Se você trabalha à noite ou segue uma rotina diferente desta, escreva os horários que são adequados à sua situação.

Hora	Atividade
6:00	
6:30	
7:00	
7:30	
8:00	
8:30	
9:00	
9:30	
10:00	
10:30	
11:00	
11:30	
12:00	
12:30	
13:00	
13:30	
14:00	
14:30	
15:00	
15:30	
16:00	
16:30	
17:00	
17:30	
18:00	
18:30	
19:00	
19:30	
20:00	
20:30	
21:00	
21:30	
22:00	
22:30	
23:00	

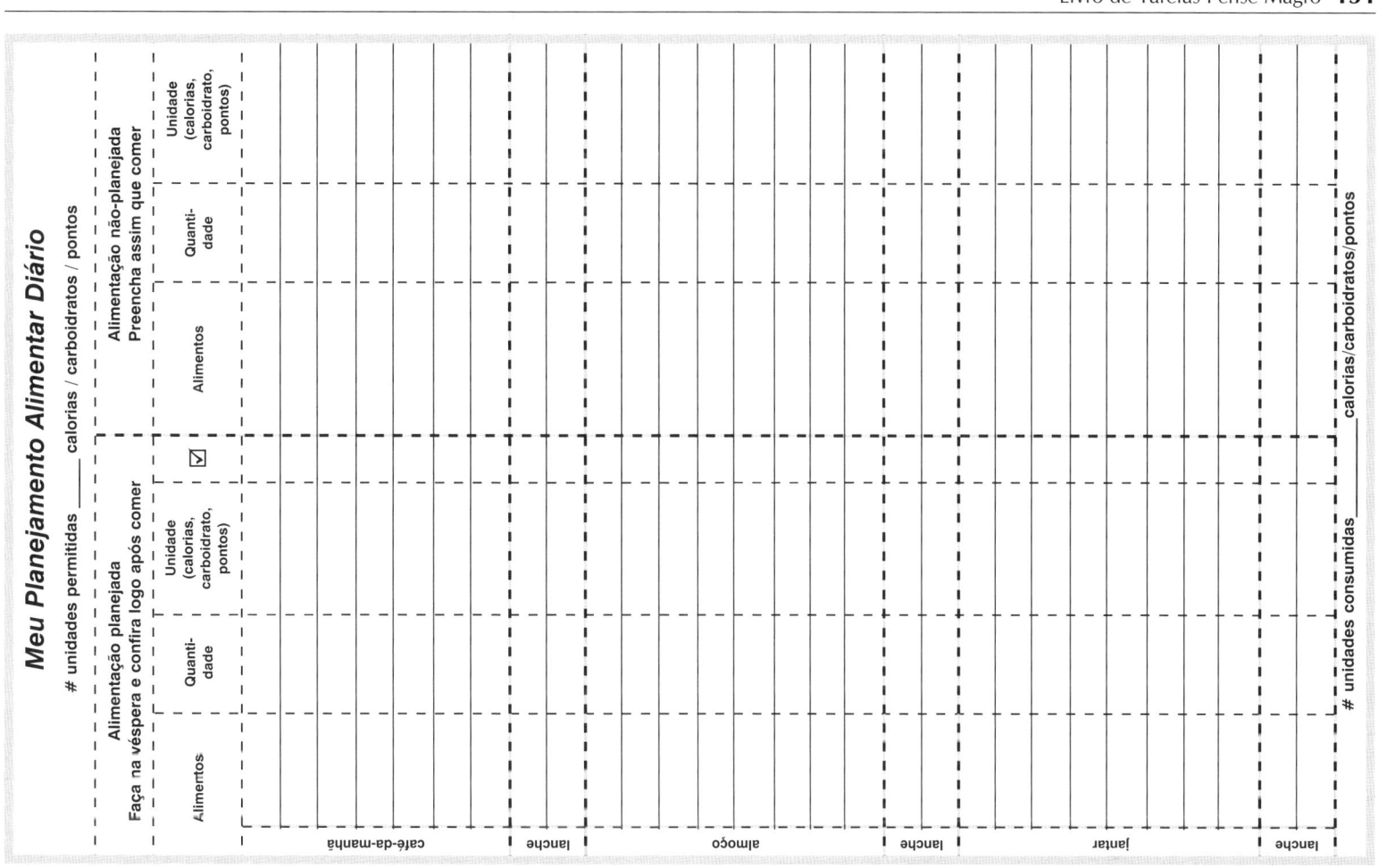

Meu Planejamento Alimentar Diário

unidades permitidas _____ calorias / carboidratos / pontos

Alimentação planejada Faça na véspera e confira logo após comer			Alimentação não-planejada Preencha assim que comer		
Alimentos	Quanti-dade	Unidade (calorias, carboidrato, pontos)	Alimentos	Quanti-dade	Unidade (calorias, carboidrato, pontos)
café-da-manhã					
lanche					
almoço					
lanche					
jantar					
lanche					

unidades consumidas _____ calorias/carboidratos/pontos

Dia 27   Data _____
DOMINE A TÉCNICA DAS SETE PERGUNTAS

É possível enfrentar pensamentos sabotadores respondendo certas perguntas. Uma de minhas pacientes precisou usar essa técnica numa ocasião em que, ao se pesar, constatou que engordara quase 500 gramas. Seu pensamento foi: *Isso é abominável! Estou fracassando! Nunca conseguirei emagrecer.* Por sorte, ela conseguiu desafiar seu pensamento respondendo a essas sete perguntas:

1. Que tipo de erro cognitivo estou cometendo? *Adivinhação do futuro.*
2. Qual a evidência de que esse pensamento não seja verdadeiro ou pelo menos não seja totalmente verdadeiro? *Já houve semanas em que engordei um pouco, mas depois voltei a emagrecer.*
3. Existe uma explicação alternativa ou outra maneira de ver essa situação? *Talvez eu não tenha emagrecido nesta semana por questões hormonais ou oscilações naturais de peso.*
4. Qual é o resultado mais realista para essa situação? *Se eu continuar o que estou fazendo, voltarei a emagrecer.*
5. Qual é o efeito de acreditar nesse pensamento e qual seria o efeito de acreditar em um pensamento diferente? *Se continuar a pensar assim, é provável que eu não emagreça, que eu fique desanimada e abandone minha dieta. Se eu mudar a maneira de pensar, continuarei a progredir.*
6. O que eu diria [a um amigo ou membro da família] se eles estivessem na mesma situação e tivessem os mesmos pensamentos? *Eu diria a minha irmã que, com toda a certeza, ela emagreceria.*
7. O que devo fazer agora? *Ler meus Cartões de Enfrentamento, restaurar minhas energias e continuar a dieta. Comunicar-me com meu técnico de dieta, caso eu precise de motivação.*

Esteja preparado para os pensamentos sabotadores que ainda não fazem parte dos seus Cartões de Enfrentamento, fazendo o seguinte: copie essas sete perguntas num cartão. Carregue-o com você para que possa enfrentar, de maneira eficaz, seus pensamentos disfuncionais.

A técnica das sete perguntas

1. Que tipo de erro cognitivo estou cometendo?
2. Qual a evidência de que esse pensamento não seja verdadeiro ou pelo menos não seja totalmente verdadeiro?
3. Existe uma explicação alternativa ou outra maneira de ver a situação?
4. Qual é o resultado mais realista para essa situação?
5. Qual é o efeito de acreditar neste pensamento e qual seria o efeito de acreditar em um pensamento diferente?
6. O que eu diria [a um amigo ou membro da família] se eles estivessem na mesma situação e tivessem os mesmos pensamentos?
7. O que devo fazer agora?

Em que você está pensando?

Pensamento sabotador: Não tenho certeza se eu posso modificar meus pensamentos sabotadores. Eles me parecem bastante corretos neste momento.
Resposta adaptativa: Essa é uma habilidade como as outras. Precisa ser treinada com antecedência para que possa ser utilizada quando necessário.

Lista das tarefas de hoje

Verifique a lista das tarefas todas as noites. Assinale os itens que você completou e circule os que estiverem incompletos para que você possa encarar o fato de não estar fazendo tudo o que é preciso para emagrecer.

☐ Eu me pesei.
☐ Li a lista das razões que tenho para emagrecer (e outros Cartões de Enfrentamento, quando precisei).
☐ Agendei atividades físicas e de dieta no Meu Cartão de Horários.
☐ Mensurei todos os alimentos antes de comer.
☐ Comi sempre sentado, devagar e atentamente.
☐ Evitei comer exageradamente.
☐ Preenchi Meu Planejamento Alimentar Diário *imediatamente* depois de comer.
☐ Eu disse: NÃO TENHO ESCOLHA para alimentos que não planejei comer.
☐ Consegui me manter nas unidades (calorias, carboidratos, pontos) permitidas.
☐ Fiz exercícios físicos de 5 a 30 minutos, pelo menos.
☐ Usei as técnicas de distração quando estava com fome ou tendo um desejo incontrolável de comer.
☐ Entrei em contato com meu técnico de dieta quando precisei de ajuda.
☐ Fiquei alerta para pensamentos que "me enganam".
☐ Usei a técnica *Paciência!* para enfrentar as decepções (quando precisei).
☐ Preenchi Meu Planejamento Alimentar Diário referente às refeições de amanhã.
☐ Fiz elogios a mim mesmo por essas coisas e também porque:
_____
_____
_____
_____
_____

Diário

O que eu fiz hoje para evitar alimentos não-planejados?
_____
_____
_____

Caso eu tenha me desviado da dieta, o que aconteceu?
_____
_____
_____

Quais pensamentos sabotadores tive?

O que posso aprender com isso?

Como eu os enfrentei?

Reflexões:

Meu Cartão de Horários

Use este cartão para preencher conforme sua programação diária. Se você trabalha à noite ou segue uma rotina diferente desta, escreva os horários que são adequados à sua situação.

Hora	Atividade
6:00	
6:30	
7:00	
7:30	
8:00	
8:30	
9:00	
9:30	
10:00	
10:30	
11:00	
11:30	
12:00	
12:30	
13:00	
13:30	
14:00	
14:30	
15:00	
15:30	
16:00	
16:30	
17:00	
17:30	
18:00	
18:30	
19:00	
19:30	
20:00	
20:30	
21:00	
21:30	
22:00	
22:30	
23:00	

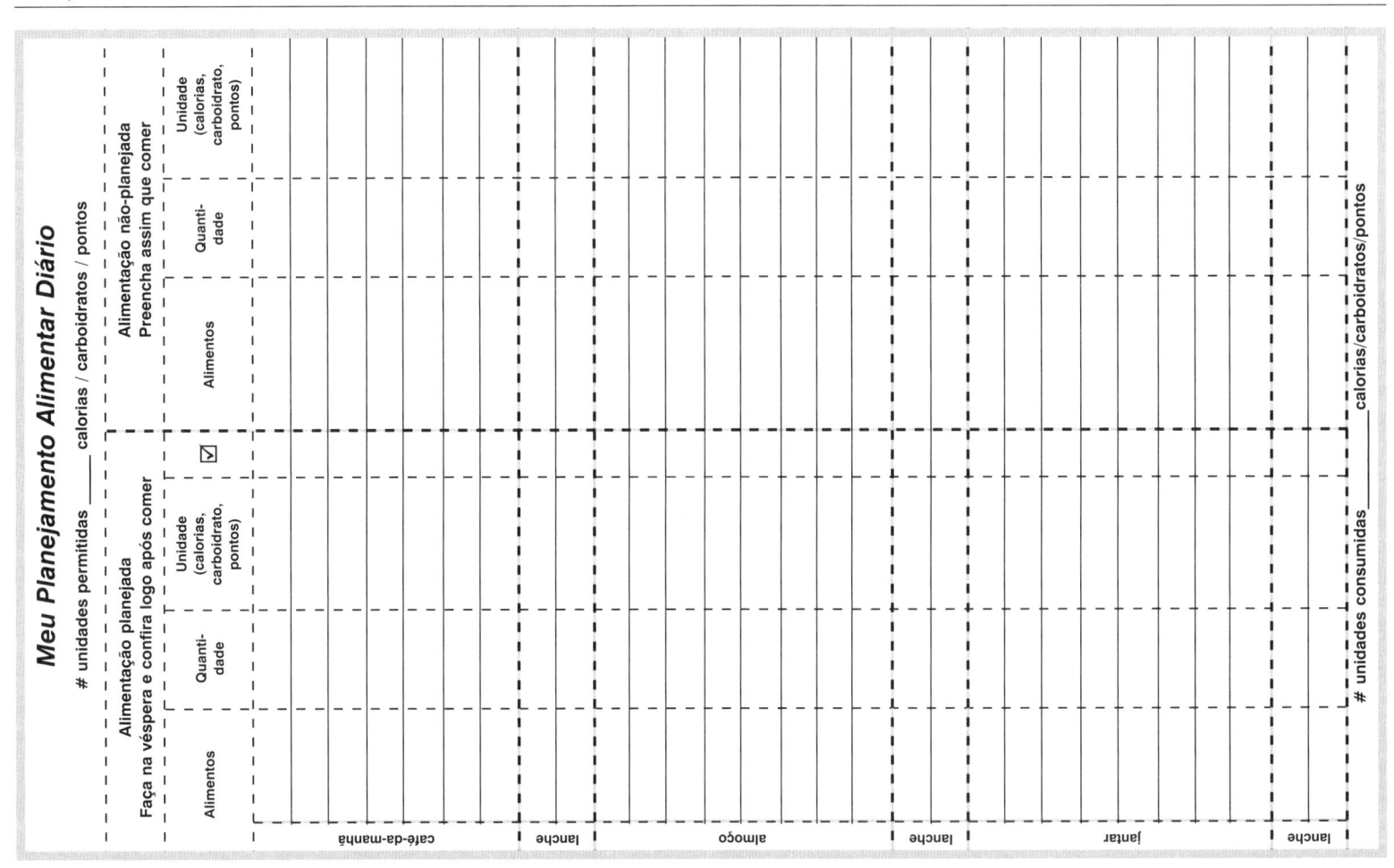

Meu Planejamento Alimentar Diário

unidades permitidas _____ calorias / carboidratos / pontos

Alimentação planejada
Faça na véspera e confira logo após comer

Alimentação não-planejada
Preencha assim que comer

Alimentos	Quantidade	Unidade (calorias, carboidrato, pontos)	☑	Alimentos	Quantidade	Unidade (calorias, carboidrato, pontos)
café-da-manhã						
lanche						
almoço						
lanche						
jantar						
lanche						

unidades consumidas _____ calorias/carboidratos/pontos

Dia 28

Data _____

PREPARE-SE PARA SE PESAR

Bem, você já viveu esta experiência durante o programa **A dieta definitiva de Beck**. Amanhã você vai preencher o Meu Gráfico de Emagrecimento, com as alterações do peso desta semana. Prepare-se fazendo o seguinte:

☐ Nem pense em restringir sua dieta hoje para obter bons resultados na balança amanhã. Se fizer isso, estará enviando mensagens disfuncionais a você mesmo: que não faz mal se folgar durante a semana porque em um só dia você consegue compensar, ou que ficar morrendo de fome é aceitável. O objetivo de **A dieta definitiva de Beck** é ajudar a normalizar padrões alimentares diariamente – para o resto da vida –, o que significa jamais se empanturrar ou deixar de comer. Se o seu peso subiu esta semana porque você cometeu erros na sua alimentação, encare seus problemas de frente e resolva-os.

☐ Verifique se suas expectativas são razoáveis. Leia o Cartão de Enfrentamento "Comemore!". Lembre-se de que a maioria das pessoas emagrece entre 250 a 900 gramas por semana, durante muitas semanas. É provável que você emagreça um pouco menos esta semana do que na semana passada porque parte do peso que você perdeu até agora era de água. Portanto, prepare-se psicologicamente para uma perda de peso menor amanhã. Isso é perfeitamente normal.

Além disso, você também precisa saber que pode engordar de vez em quando, mesmo *que esteja seguindo a dieta e fazendo exercícios corretamente,* devido a fatores hormonais ou a outros fatores biológicos. Portanto, se você estiver fazendo tudo certo, não pense que é catastrófico deixar de emagrecer num dado momento. Leia o Cartão de Enfentamento "Seja Realista". Provavelmente você emagrecerá mais na semana que vem. Caso isso não aconteça, diminua as calorias de sua alimentação e faça mais exercícios físicos.

Em que você está pensando?

Pensamento sabotador: Eu tenho trabalhado arduamente nessa dieta. Se eu não emagrecer bastante, vou ficar muito desanimado para continuar.

Resposta adaptativa: É pouco provável que eu emagreça bastante em uma semana apenas. Preciso ponderar minhas expectativas. Se eu quisesse ficar com um corpo escultural e trabalhasse duramente nessa meta por duas semanas, eu não poderia esperar ver músculos enormes surgindo imediatamente.

Lista das tarefas de hoje

Verifique a lista das tarefas todas as noites. Assinale os itens que você completou e circule os que estiverem incompletos para que você possa encarar o fato de não estar fazendo tudo o que é preciso para emagrecer.

☐ Eu me pesei.

☐ Li a lista das razões que tenho para emagrecer (e outros Cartões de Enfrentamento, quando precisei).

- ☐ Agendei atividades físicas e de dieta no Meu Cartão de Horários.
- ☐ Mensurei todos os alimentos antes de comer.
- ☐ Comi sempre sentado, devagar e atentamente
- ☐ Evitei comer exageradamente.
- ☐ Preenchi Meu Planejamento Alimentar Diário *imediatamente* depois de comer.
- ☐ Eu disse: NÃO TENHO ESCOLHA para alimentos que não planejei comer.
- ☐ Consegui me manter nas unidades (calorias, carboidratos, pontos) permitidas.
- ☐ Fiz exercícios físicos de 5 a 30 minutos, pelo menos.
- ☐ Usei as técnicas de distração quando estava com fome ou tendo um desejo incontrolável de comer.
- ☐ Entrei em contato com meu técnico de dieta quando precisei de ajuda.
- ☐ Fiquei alerta para pensamentos que "me enganam".
- ☐ Eu usei a técnica *Paciência!* para enfrentar as decepções (quando precisei).
- ☐ Preparei-me para me pesar amanhã.
- ☐ Preenchi Meu Planejamento Alimentar Diário referente às refeições de amanhã.
- ☐ Fiz elogios a mim mesmo por essas coisas e também porque:

Diário

O que eu fiz hoje para evitar alimentos não-planejados?

Caso eu tenha me desviado da dieta, o que aconteceu?

Quais pensamentos sabotadores tive?

Como eu os enfrentei?

O que posso aprender com isso?

Reflexões:

Meu Cartão de Horários

Use este cartão para preencher conforme sua programação diária. Se você trabalha à noite ou segue uma rotina diferente desta, escreva os horários que são adequados à sua situação.

Hora	Atividade
6:00	
6:30	
7:00	
7:30	
8:00	
8:30	
9:00	
9:30	
10:00	
10:30	
11:00	
11:30	
12:00	
12:30	
13:00	
13:30	
14:00	
14:30	
15:00	
15:30	
16:00	
16:30	
17:00	
17:30	
18:00	
18:30	
19:00	
19:30	
20:00	
20:30	
21:00	
21:30	
22:00	
22:30	
23:00	

Meu Planejamento Alimentar Diário

unidades permitidas _____ calorias / carboidratos / pontos

Alimentação planejada Faça na véspera e confira logo após comer			☑	Alimentação não-planejada Preencha assim que comer		
Alimentos	Quanti-dade	Unidade (calorias, carboidrato, pontos)		Alimentos	Quantidade	Unidade (calorias, carboidrato, pontos)
café-da-manhã						
lanche						
almoço						
lanche						
jantar						
lanche						

unidades consumidas _____ calorias/carboidratos/pontos

9
Semana 5
Supere os desafios

Você acha que a dieta tem sido relativamente fácil até aqui? Esta semana você vai se preparar para algumas dificuldades que ainda podem surgir. A maioria dos problemas de que tratamos até agora tem sido de caráter interno, a maioria relacionados aos seus pensamentos e às suas reações. Entretanto, você não vive no deserto. Você interage com seus amigos, colegas de trabalho e familiares – que podem reagir aos seus esforços para emagrecer de diferentes maneiras. Além disso, existem os lugares que você precisa frequentar e as atividades que precisa realizar – muitas das quais envolvem exposição a alimentos e bebidas que não fazem parte de sua programação alimentar. Por isso, vamos focar principalmente os desafios externos e as situações da vida real nas quais você precisa tomar decisões relacionadas aos alimentos e às outras pessoas, a eventos e circunstâncias que vão além de seu controle. Esta semana, portanto, você aprenderá a sobreviver à dieta.

Dia 29   Data _____

RESISTA A QUEM INSISTE PARA VOCÊ COMER

Depois de se pesar, hoje de manhã, anote o resultado no Meu Gráfico de Emagrecimento. Se você emagreceu mais de 450 gramas, parabéns! Você já pode começar o gráfico. Não se esqueça de contar ao seu técnico de dieta.

Hoje precisamos falar sobre os "empurradores" de comida: as pessoas que insistem para você comer o que não está na dieta. Eles se enquadram em três categorias:

1. Pessoas que querem apenas ser agradáveis e não estão preocupadas se você aceita ou não o que estão lhe oferecendo.
2. Pessoas que verdadeiramente querem que você coma algo e se ressentem com sua recusa.
3. Pessoas que deliberadamente tentam fazer você sair da dieta.

Quando essas situações acontecerem, faça o seguinte:

☐ Agradeça gentilmente: *Muito obrigado, mas não quero.*

☐ Se for o caso, se o alimento for irresistível, *e se você quiser*, pode pedir para levar um pedaço para casa: *Isso parece muito bom. Você se importaria se eu levasse um pedaço para comer mais tarde?* Depois, inclua esse alimento em seu planejamento alimentar do dia seguinte ou de qualquer outro dia.

☐ Se a pessoa continuar insistindo, você pode dar uma explicação simples, caso queira: *Obrigado, mas estou vigiando minha alimentação nestes dias*. Poderia, ainda, se expressar mais firmemente, mas com polidez: *Não, obrigado, eu passo.*

Não deixe que a reação das pessoas impressione você. Leia o Cartão de Enfrentamento "Não Faz Mal Desapontar as Pessoas". Desenvolva a postura de alguém que está completamente apto a tomar boas decisões alimentares sozinho. Veja o que quero que você faça imediatamente:

☐ Leia o Cartão de Enfrentamento "Diga Não para Alimentos Extras" e "Está Errado".

☐ Pense nas próximas pessoas que poderiam tentar empurrar comida a você e responda a essas perguntas:
  - É sensato que elas tenham uma reação fortemente negativa?
  - Durante quanto tempo elas ficarão aborrecidas? Quanto tempo vai levar até que se esqueçam deste assunto?
  - O que de pior pode acontecer se eu recusar o que estão me oferecendo? Se o pior acontecer, o que eu posso dizer a elas?
  - Se eu fizesse dieta em virtude de um problema cardíaco, teria que recusar o que estão me oferecendo, não é? Então, por que a minha meta de emagrecer também não é considerada legítima?

Agora pense no custo que você vai ter caso diga sim aos empurradores de comida. Assinale todas as afirmações que se aplicam a você:

☐ Terei que sair do meu planejamento.

☐ Comer poderá desencadear desejos incontroláveis.

☐ Vou me sentir controlado.

☐ Vou me sentir fraco.

☐ Vou enviar uma mensagem a mim mesmo de que comer exageradamente é correto.

☐ Passarei mal depois de comer.

Se você ainda está achando difícil recusar o que lhe estão oferecendo e não se sente capaz de falar não, discuta o problema com seu técnico de dieta. Estou certa de que ele vai orientar você e lhe dar permissão para fazer o que você acha certo.

Em que você está pensando?

Pensamento sabotador: Se eu não comer o "empurrador" de comida ficará aborrecido.

Resposta adaptativa: É possível que ele não fique tão aborrecido quanto eu temo, mas, mesmo que ele fique, que importância isso tem? Eu tenho que recusar qualquer alimento que não esteja em meu planejamento. Sinto-me capaz de fazer isso de uma forma polida e assertiva. Não devo permitir que ele determine o que devo fazer.

Lista das tarefas de hoje

Verifique a lista das tarefas todas as noites. Assinale os itens que você completou e circule os que estiverem incompletos para que você possa encarar o fato de não estar fazendo tudo o que é preciso para emagrecer.

☐ Eu me pesei, marquei o resultado no Meu Gráfico de Emagrecimento e contei ao técnico de dieta.

☐ Li a lista das razões que tenho para emagrecer (e outros Cartões de Enfrentamento quando precisei).

☐ Agendei atividades físicas e de dieta no Meu Cartão de Horários.

☐ Mensurei todos os alimentos antes de comer.

☐ Comi sempre sentado, devagar e atentamente.

☐ Evitei comer exageradamente.

☐ Preenchi Meu Planejamento Alimentar Diário *imediatamente* depois de comer.

☐ Eu disse: NÃO TENHO ESCOLHA para alimentos que não planejei comer.

☐ Consegui me manter nas unidades (calorias, carboidratos, pontos) permitidas.

☐ Fiz exercícios físicos de 5 a 30 minutos, pelo menos.

☐ Usei as técnicas de distração quando estava com fome ou tendo um desejo incontrolável de comer.

☐ Fiquei alerta para pensamentos que "me enganam".

☐ Usei a técnica: *Paciência!* para enfrentar as decepções (quando precisei).

☐ Preparei-me para me pesar amanhã.

☐ Preenchi Meu Planejamento Alimentar Diário referentes às refeições de amanhã.

☐ Fiz elogios a mim mesmo por essas coisas e também porque:

_____
_____
_____
_____

Diário

O que eu fiz hoje para evitar alimentos não-planejados?
_____
_____
_____

Caso eu tenha me desviado da dieta, o que aconteceu?
_____
_____
_____

Quais pensamentos sabotadores tive?
_____
_____
_____

Como eu os enfrentei?
_____
_____
_____

O que posso aprender com isso?
_____
_____
_____

Reflexões:
_____
_____
_____

Meu Cartão de Horários

Use este cartão para preencher conforme sua programação diária. Se você trabalha à noite ou segue uma rotina diferente desta, escreva os horários que são adequados à sua situação.

Hora	Atividade
6:00	
6:30	
7:00	
7:30	
8:00	
8:30	
9:00	
9:30	
10:00	
10:30	
11:00	
11:30	
12:00	
12:30	
13:00	
13:30	
14:00	
14:30	
15:00	
15:30	
16:00	
16:30	
17:00	
17:30	
18:00	
18:30	
19:00	
19:30	
20:00	
20:30	
21:00	
21:30	
22:00	
22:30	
23:00	

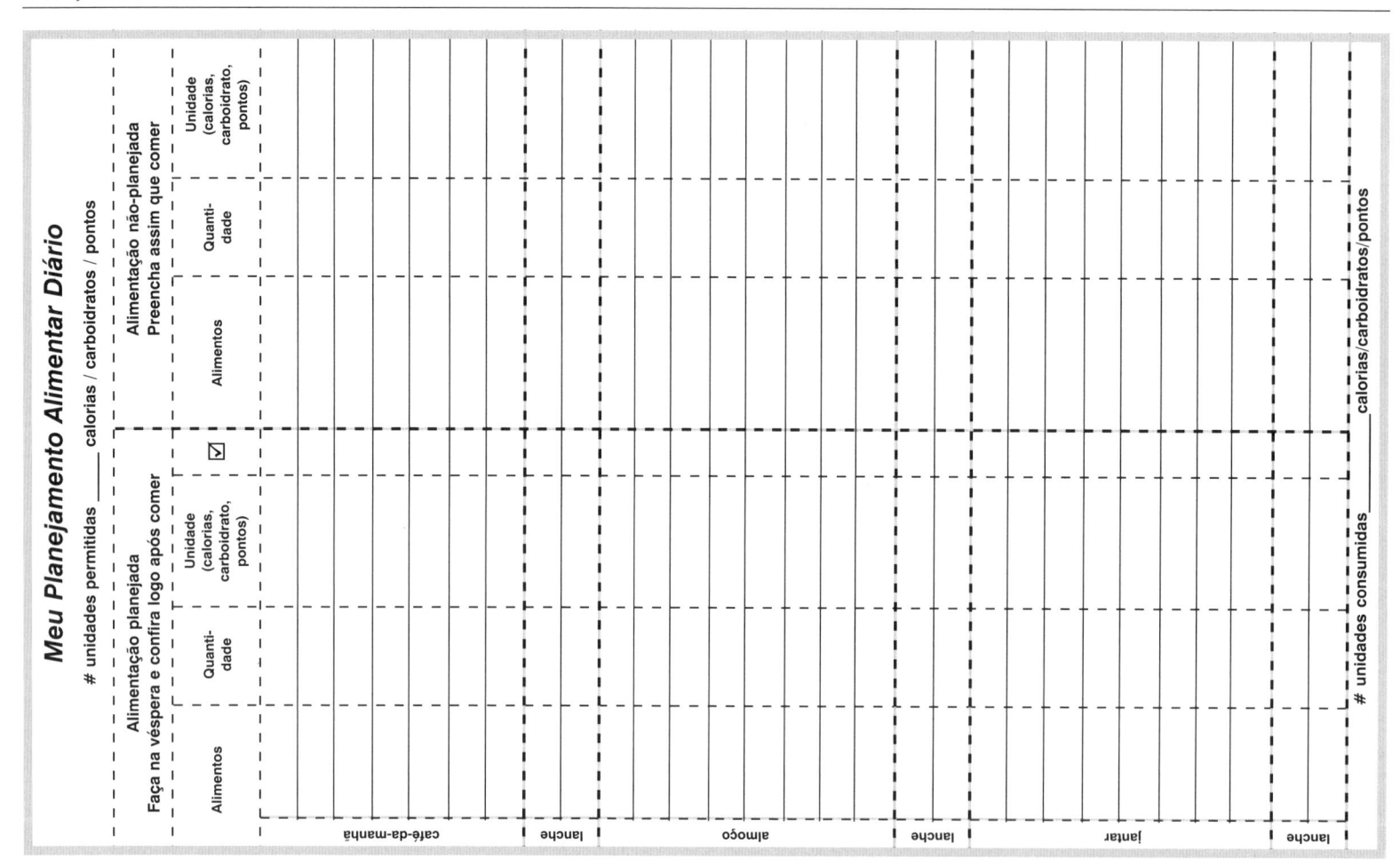

Meu Planejamento Alimentar Diário

unidades permitidas _____ calorias / carboidratos / pontos

Alimentação planejada
Faça na véspera e confira logo após comer

Alimentos	Quanti-dade	Unidade (calorias, carboidrato, pontos)	☑	Alimentos	Quanti-dade	Unidade (calorias, carboidrato, pontos)

Alimentação não-planejada
Preencha assim que comer

Linhas (de cima para baixo): café-da-manhã, lanche, almoço, lanche, jantar, lanche

unidades consumidas _____ calorias/carboidratos/pontos

Dia 30

Data _____

MANTENHA O CONTROLE QUANDO ESTIVER COMENDO FORA

É importante que você se envolva completamente com a vida e se divirta, indo a restaurantes, festas, comemorações, celebrações de feriados especiais e jantares na casa de amigos. Você só tem que desenvolver posturas adequadas e ter um plano de ação. Quando se encontrar diante de uma situação dessas faça o seguinte:

☐ Decida com antecedência quantas calorias (ou carboidratos, ou pontos) você poderá comer, quando fizer refeições fora de casa. Não é má ideia comer um pouquinho a menos durante o dia para ter uma dieta mais flexível nessas ocasiões. Outra solução é planejar uma refeição de 25 a 50% a mais do que o usual em refeições principais. Se estiver acostumado a comer, por exemplo, 600 calorias numa refeição, você poderia planejar comer entre 750 e 900 calorias em ocasiões especiais. Algumas pessoas agem assim uma vez por semana sem prejudicar o resultado final, emagrecendo o que era esperado ao se pesar – entretanto, outras pessoas não conseguem o mesmo efeito. Você precisa testar o que funciona no seu caso.

☐ Antes de sair, leia a lista de razões para emagrecer e todos os cartões de enfrentamento que são importantes para você.

☐ Se você está planejando ir a um restaurante, verifique se há disponível um endereço digital e se o cardápio está exposto no *site*.

☐ Decida, antes de sair, o quê – e também quanto – você vai comer e calcule o número de calorias, carboidratos ou pontos que sua refeição deve ter. Decidir com antecedência é mais seguro do que decidir em frações de segundo e no meio de uma porção de comida.

☐ Se não houver possibilidade de saber o tipo de refeição que será servida, examine-a quando estiver no restaurante. Decida o quê – e quanto – você pode comer de acordo com seus parâmetros. Você poderia optar, por exemplo, por não comer as entradas, pães e sobremesa, e ficar apenas com a refeição principal.

☐ Se você programou jantar na casa de alguém, ofereça-se para levar algo que possa comer, por exemplo, vegetais crus ou cozidos no vapor, molhos, uma sopa de baixa caloria, salada ou fruta.

☐ Não seja relutante quanto a fazer pedidos especiais em restaurantes ou lugares do tipo.

☐ Quando sua comida chegar, sirva-se da porção que planejou comer e afaste o restante para um canto do prato ou coloque-o no pratinho do pão.

☐ Assim que terminar de comer, se ainda sentir que quer continuar, peça licença e vá ao toalete, ou saia do restaurante e leia seus Cartões de Enfrentamento novamente. Também pode tentar outras técnicas, como colocar o guardanapo no prato, pedir ao garçom que retire seu prato imediatamente ou, ainda, empurrar seu prato para o centro da mesa.

☐ Durante as férias, você poderá consumir entre 100 e 300 calorias a mais, por dia, sabendo que vai engordar de 450 a 900 gramas. Contudo, não se permita engordar demais simplesmente porque afrouxou um pouco a dieta. Cuide-se para planejar sua alimentação com antecedência e supervisionar o que você come e bebe. Assim que as férias terminarem, volte ao seu limite calórico normal. Continue a se pesar todos os dias e, mesmo que esteja em plenas férias, volte imediatamente à dieta se engordar mais que 1300 gramas.

E então, como fazer para colocar em prática tudo isso? Você vai precisar de uma mudança de atitude. A postura que você desenvolver em relação a fazer refeições fora de casa poderá ser um preditor de seu verdadeiro sucesso. O parâmetro que tenho para saber se meus pacientes deram a volta por cima – e se serão capazes de continuar emagrecendo e se tornarem pessoas magras para sempre – é o momento em que eles me contam que foram a um evento especial ou a um restaurante e disseram a si mesmos: *Estou muito feliz por não ter comido com exagero!* Ao invés de se sentirem em privação, eles se sentem realmente muito bem por terem aderido à dieta.

Em que você está pensando?

Pensamento sabotador: Eu deveria poder me divertir em ocasiões especiais.

Resposta adaptativa: Comer de forma diferente não significa deixar de aproveitar os outros aspectos dessa ocasião. Preciso encarar o fato de que não vou mais me divertir com comida como fazia antes. Eu sei que, em muitas ocasiões especiais da minha vida, terei que escolher entre comer o que quiser ou ser magro. Não poderei escolher as duas alternativas.

Lista das tarefas de hoje

Verifique a lista das tarefas todas as noites. Assinale os itens que você completou e circule os que estiverem incompletos para que você possa encarar o fato de não estar fazendo tudo o que é preciso para emagrecer.

☐ Eu me pesei.

☐ Li a lista das razões que tenho para emagrecer (e outros Cartões de Enfrentamento quando precisei).

☐ Agendei atividades físicas e de dieta no Meu Cartão de Horários.

☐ Mensurei todos os alimentos antes de comer.

☐ Comi sempre sentado, devagar e atentamente

☐ Evitei comer exageradamente.

☐ Preenchi Meu Planejamento Alimentar Diário *imediatamente* depois de comer.

☐ Eu disse: NÃO TENHO ESCOLHA para alimentos que não planejei comer.

☐ Consegui me manter nas unidades (calorias, carboidratos, pontos) permitidas.

☐ Fiz exercícios físicos de 5 a 30 minutos, pelo menos.

☐ Usei as técnicas de distração quando estava com fome ou tendo um desejo incontrolável de comer.

☐ Entrei em contato com meu técnico de dieta.

☐ Fiquei alerta para pensamentos que "me enganam".

☐ Usei a técnica: *Paciência!* para enfrentar as decepções (quando precisei).

☐ Fiz um planejamento para a próxima vez que fizer refeições fora.

☐ Preenchi Meu Planejamento Alimentar Diário referente às refeições de amanhã.

☐ Fiz elogios a mim mesmo por essas coisas e também porque:
_____
_____
_____
_____

Diário

O que eu fiz hoje para evitar alimentos não-planejados?
_____
_____

Caso eu tenha me desviado da dieta, o que aconteceu?
_____
_____
_____

Quais pensamentos sabotadores tive?
_____
_____
_____

Como eu os enfrentei?
_____
_____
_____

O que posso aprender com isso?
_____
_____
_____

Reflexões:
_____
_____
_____
_____

Meu Cartão de Horários

Use este cartão para preencher conforme sua programação diária. Se você trabalha à noite ou segue uma rotina diferente desta, escreva os horários que são adequados à sua situação.

Hora	Atividade
6:00	
6:30	
7:00	
7:30	
8:00	
8:30	
9:00	
9:30	
10:00	
10:30	
11:00	
11:30	
12:00	
12:30	
13:00	
13:30	
14:00	
14:30	
15:00	
15:30	
16:00	
16:30	
17:00	
17:30	
18:00	
18:30	
19:00	
19:30	
20:00	
20:30	
21:00	
21:30	
22:00	
22:30	
23:00	

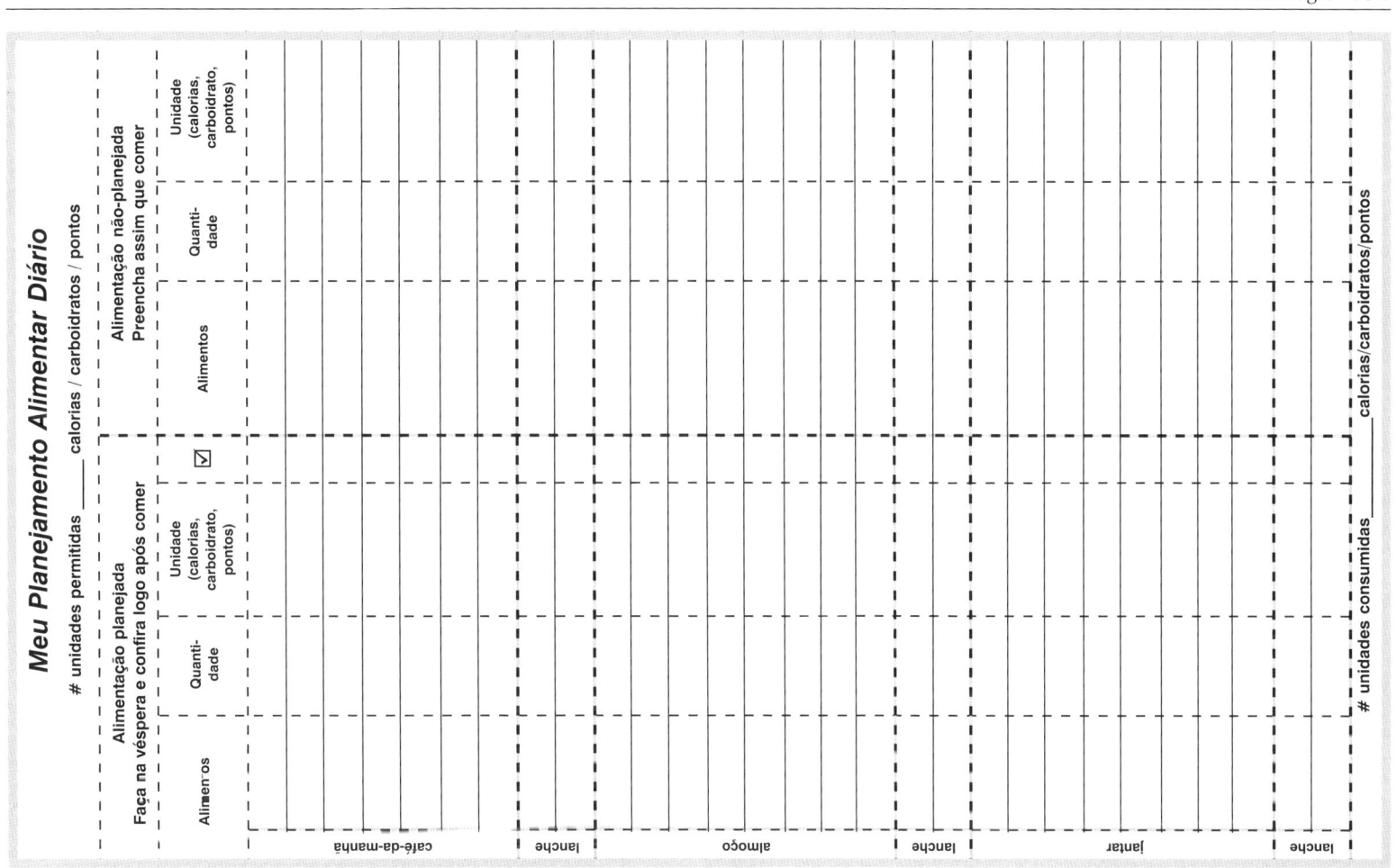

Meu Planejamento Alimentar Diário

unidades permitidas _____ calorias / carboidratos / pontos

Alimentação planejada Faça na véspera e confira logo após comer			☑	Alimentação não-planejada Preencha assim que comer		
Alimentos	Quanti-dade	Unidade (calorias, carboidrato, pontos)		Alimentos	Quanti-dade	Unidade (calorias, carboidrato, pontos)
café-da-manhã						
lanche						
almoço						
lanche						
jantar						
lanche						

unidades consumidas _____ calorias/carboidratos/pontos

Dia 31 Data _____

DECIDA SOBRE BEBIDAS ALCOÓLICAS

Bebidas alcoólicas são uma escolha pessoal. Você pode preferir vinho, coquetel ou cerveja, conforme a refeição escolhida, ou, quem sabe, você é como eu: prefere gastar suas calorias em alimentos em vez de bebidas. O que diz sua dieta sobre isso? O álcool faz parte dela? Com que frequência? Quanto?

Se você não estiver atento, acaba adicionando calorias oriundas de bebidas alcoólicas muito rápido, principalmente quando está jantando fora de casa ou participando de uma festa. Por isso, é importante fazer uma programação de consumo de álcool com antecedência, como você faz com a alimentação. Não decida no calor dos acontecimentos. É preciso solidificar a habilidade de planejar e seguir o planejamento.

Caso esteja programando beber, veja o que tem que fazer:

- [ ] Beba devagar e saboreie cada gole.
- [ ] Tenha cuidado! O álcool afrouxa a inibição, e você corre o risco de comer e beber demais.
- [ ] Esteja atento aos amigos ou familiares que estimulam você a beber mais. Leia o Cartão de Enfrentamento "Não faz Mal Desapontar as Pessoas" e faça a revisão do Dia 29 antes de sair, pois é possível lidar com "empurradores" de bebida da mesma maneira que se lida com "empurradores" de comida.
- [ ] Assuma o compromisso de beber moderadamente para não ter que restringir muito a alimentação. Lembre-se: se sua dieta não for saudável e balanceada, seu organismo vai se ressentir, e você certamente voltará a engordar.

Em que você está pensando?

Pensamento sabotador: É muito triste ter que renunciar ao meu vinho predileto no jantar.

Resposta adaptativa: Não preciso desistir totalmente do vinho. Posso modificar minha dieta, desde que permaneça dentro dos parâmetros (calorias, carboidratos ou pontos). Preciso lembrar, contudo, que as calorias contam e que, portanto, preciso adequar minha alimentação nesse dia.

Lista das tarefas de hoje

Verifique a lista das tarefas todas as noites. Assinale os itens que você completou e circule os que estiverem incompletos para que você possa encarar o fato de não estar fazendo tudo o que é preciso para emagrecer.

- [ ] Eu me pesei
- [ ] Li a lista das razões que tenho para emagrecer (e outros Cartões de Enfrentamento, quando precisei).
- [ ] Agendei atividades físicas e de dieta no Meu Cartão de Horários.
- [ ] Mensurei todos os alimentos antes de comer.
- [ ] Comi sempre sentado, devagar e atentamente.
- [ ] Evitei comer exageradamente.
- [ ] Preenchi Meu Planejamento Alimentar Diário *imediatamente* depois de comer.

☐ Eu disse: NÃO TENHO ESCOLHA para alimentos que não planejei comer.

☐ Consegui me manter nas unidades (calorias, carboidratos, pontos) permitidas.

☐ Fiz exercícios físicos de 5 a 30 minutos, pelo menos.

☐ Usei as técnicas de distração quando estava com fome ou tendo um desejo incontrolável de comer.

☐ Entrei em contato com meu técnico de dieta.

☐ Fiquei alerta para pensamentos que "me enganam".

☐ Usei a técnica: *Paciência!* para enfrentar as decepções (quando precisei).

☐ Fiz um planejamento para bebidas alcoólicas.

☐ Preenchi Meu Planejamento Alimentar Diário referentes às refeições de amanhã.

☐ Fiz elogios a mim mesmo por essas coisas e também porque:

_____
_____
_____
_____

Diário

O que eu fiz hoje para evitar alimentos não-planejados?
_____
_____

Caso eu tenha me desviado da dieta, o que aconteceu?
_____
_____
_____

Quais pensamentos sabotadores tive?
_____
_____
_____

Como eu os enfrentei?
_____
_____
_____

O que posso aprender com isso?
_____
_____
_____

Reflexões:
_____
_____
_____

Meu Cartão de Horários

Use este cartão para preencher conforme sua programação diária. Se você trabalha à noite ou segue uma rotina diferente desta, escreva os horários que são adequados à sua situação.

Hora	Atividade
6:00	
6:30	
7:00	
7:30	
8:00	
8:30	
9:00	
9:30	
10:00	
10:30	
11:00	
11:30	
12:00	
12:30	
13:00	
13:30	
14:00	
14:30	
15:00	
15:30	
16:00	
16:30	
17:00	
17:30	
18:00	
18:30	
19:00	
19:30	
20:00	
20:30	
21:00	
21:30	
22:00	
22:30	
23:00	

Meu Planejamento Alimentar Diário

unidades permitidas _____ calorias / carboidratos / pontos

Alimentação planejada Faça na véspera e confira logo após comer			☑	Alimentação não-planejada Preencha assim que comer		
Alimentos	Quanti-dade	Unidade (calorias, carboidrato, pontos)		Alimentos	Quanti-dade	Unidade (calorias, carboidrato, pontos)
			café da manhã			
			lanche			
			almoço			
			lanche			
			jantar			
			lanche			

unidades consumidas _____ calorias/carboidratos/pontos

Dia 32

Data _____

PREPARE-SE PARA VIAJAR

As pessoas que fazem dieta geralmente se sentem ansiosas quando vão viajar. Elas não sabem que alimentos estarão disponíveis, se serão capazes de fazer dieta quando não tiverem controle sobre o que será servido e se conseguirão resistir aos alimentos que não fazem parte da dieta.

Muitas estratégias estão disponíveis para que você não desperdice todo o trabalho feito até aqui. Em primeiro lugar, saiba que é uma meta irrealista – bem como irracional – seguir o seu planejamento alimentar habitual, ao pé da letra, enquanto estiver viajando. No entanto, isso não significa, é claro, que você vá abandonar totalmente o planejamento. Ao invés disso, faça algumas modificações temporárias enquanto viaja.

Decida com antecedência quantas calorias extras você quer se permitir por dia ou durante toda a viagem. É perfeitamente razoável pensar: *Certo, estou saindo de viagem, vou querer tomar bebidas alcoólicas todas as noites ou experimentar pequenas quantidades de comida típica, vou consumir 300 calorias extras, todos os dias, o que significa que vou engordar de 450 a 900 gramas, vou emagrecer quando voltar para casa, para meu planejamento alimentar habitual e meus exercícios.*

Desenvolva uma estratégia pensando em sua próxima viagem:

- Para onde você vai? ....
- Quanto tempo vai ficar fora? ....
- Se você não se cuidar, quantos quilos acha que vai engordar? .... quilos.
- Qual o controle que você estima que terá sobre os alimentos disponíveis? ....
- Você teria a disposição um micro-ondas ou geladeira?
  ☐ Sim   ☐ Não
- Você teria como comprar alguns alimentos para refeições leves?
  ☐ Sim   ☐ Não
- Quem estará com você? ....
- Você acha que seus acompanhantes vão lhe dar apoio, serão neutros ou boicotarão seus esforços?

Agora vou ajudá-lo a organizar um plano de viagem. Assinale as opções mais razoáveis e desejáveis entre as escolhas a seguir:

☐ Continuar comendo exatamente como agora.

☐ Continuar comendo como agora e acrescentar 300 calorias por dia (de álcool ou alimento). Comer um pedaço de pão com manteiga durante o jantar, tomar um coquetel ou comer um pedaço de bolo, por exemplo.

☐ Continuar comendo como agora, mas a cada dois ou três dias acrescentar 500 calorias extras. Poderiam ser na forma de dois copos de vinho e um aperitivo, de pequenas quantidades de comida típica da região ou de uma sobremesa especial.

☐ Continuar comendo como agora, mas programar um aumento de 1000 calorias extras de uma única vez (de preferência, de véspera) para que você tenha algo pelo que esperar. Consumir porções maiores no jantar e ainda tomar um aperitivo, comer um antepasto, um pão ou uma sobremesa.

Certifique-se de levar este livro de exercícios com você e todos os seus Cartões de Enfrentamento. Talvez você tenha que os ler mais vezes que o habitual. Releia os Dias 30 e 31, para refrescar seus conceitos sobre fazer refeições fora e beber. Além disso, tente incorporar atividades físicas adicionais enquanto estiver viajando. Talvez você possa frequentar uma academia, fazer trilhas, alugar uma bicicleta, nadar ou procurar outras oportunidades para se exercitar. Procure caminhar em lugares interessantes – geralmente a melhor maneira de explorar um novo local é andando a pé.

Quando voltar para casa, esteja revigorado para retomar o seu planejamento alimentar habitual. Mesmo que você tenha engordado de meio a um quilo, saiba que é muito provável que emagreça o mesmo nas próximas duas semanas – não encare isso como um dano permanente. Planeje o que você vai comer naquele dia e no próximo. Programe a ida ao supermercado e a preparação de suas refeições. Não se esqueça também de voltar a fazer seu programa de atividades físicas.

Em que você está pensando?

Pensamento sabotador: Sei que não vou conseguir controlar minha alimentação. E se tudo o que for servido for muito calórico?

Resposta adaptativa: Eu posso pedir alimentos que façam parte da minha dieta. Se não for possível, eu apenas terei que diminuir as porções e comer mais devagar e com cuidado do que o habitual. O pior que pode acontecer é ficar com fome de vez em quando. Entretanto, já provei a mim mesmo que sou capaz de tolerar a fome. Ficarei muito feliz quando chegar em casa e constatar o resultado do meu controle na balança.

Lista das tarefas de hoje

Verifique a lista das tarefas todas as noites. Assinale os itens que você completou e circule os que estiverem incompletos para que você possa encarar o fato de não estar fazendo tudo o que é preciso para emagrecer.

☐ Eu me pesei.

☐ Li a lista das razões que tenho para emagrecer (e outros Cartões de Enfrentamento, quando precisei).

☐ Agendei atividades físicas e de dieta no Meu Cartão de Horários.

☐ Mensurei todos os alimentos antes de comer.

☐ Comi sempre sentado, devagar e atentamente.

☐ Evitei comer exageradamente.

☐ Preenchi Meu Planejamento Alimentar Diário *imediatamente* depois de comer.

☐ Eu disse: NÃO TENHO ESCOLHA para alimentos que não planejei comer.

☐ Consegui me manter nas unidades (calorias, carboidratos, pontos) permitidas.

☐ Fiz exercícios físicos de 5 a 30 minutos, pelo menos.
☐ Usei as técnicas de distração quando estava com fome ou tendo um desejo incontrolável de comer.
☐ Entrei em contato com meu técnico de dieta.
☐ Fiquei alerta para pensamentos que "me enganam".
☐ Usei a técnica: *Paciência!* para enfrentar as decepções (quando precisei).
☐ Fiz um planejamento para a minha próxima viagem.
☐ Preenchi Meu Planejamento Alimentar Diário referente às refeições de amanhã.
☐ Fiz elogios a mim mesmo por essas coisas e também porque:

_____
_____
_____
_____

Diário

O que eu fiz hoje para evitar alimentos não-planejados?

_____
_____
_____

Caso eu tenha me desviado da dieta, o que aconteceu?

_____
_____
_____

Quais pensamentos sabotadores tive?

_____
_____
_____

Como eu os enfrentei?

_____
_____
_____

O que posso aprender com isso?

_____
_____
_____

Reflexões:

_____
_____
_____

Meu Cartão de Horários

Use este cartão para preencher conforme sua programação diária. Se você trabalha à noite ou segue uma rotina diferente desta, escreva os horários que são adequados à sua situação.

Hora	Atividade
6:00	
6:30	
7:00	
7:30	
8:00	
8:30	
9:00	
9:30	
10:00	
10:30	
11:00	
11:30	
12:00	
12:30	
13:00	
13:30	
14:00	
14:30	
15:00	
15:30	
16:00	
16:30	
17:00	
17:30	
18:00	
18:30	
19:00	
19:30	
20:00	
20:30	
21:00	
21:30	
22:00	
22:30	
23:00	

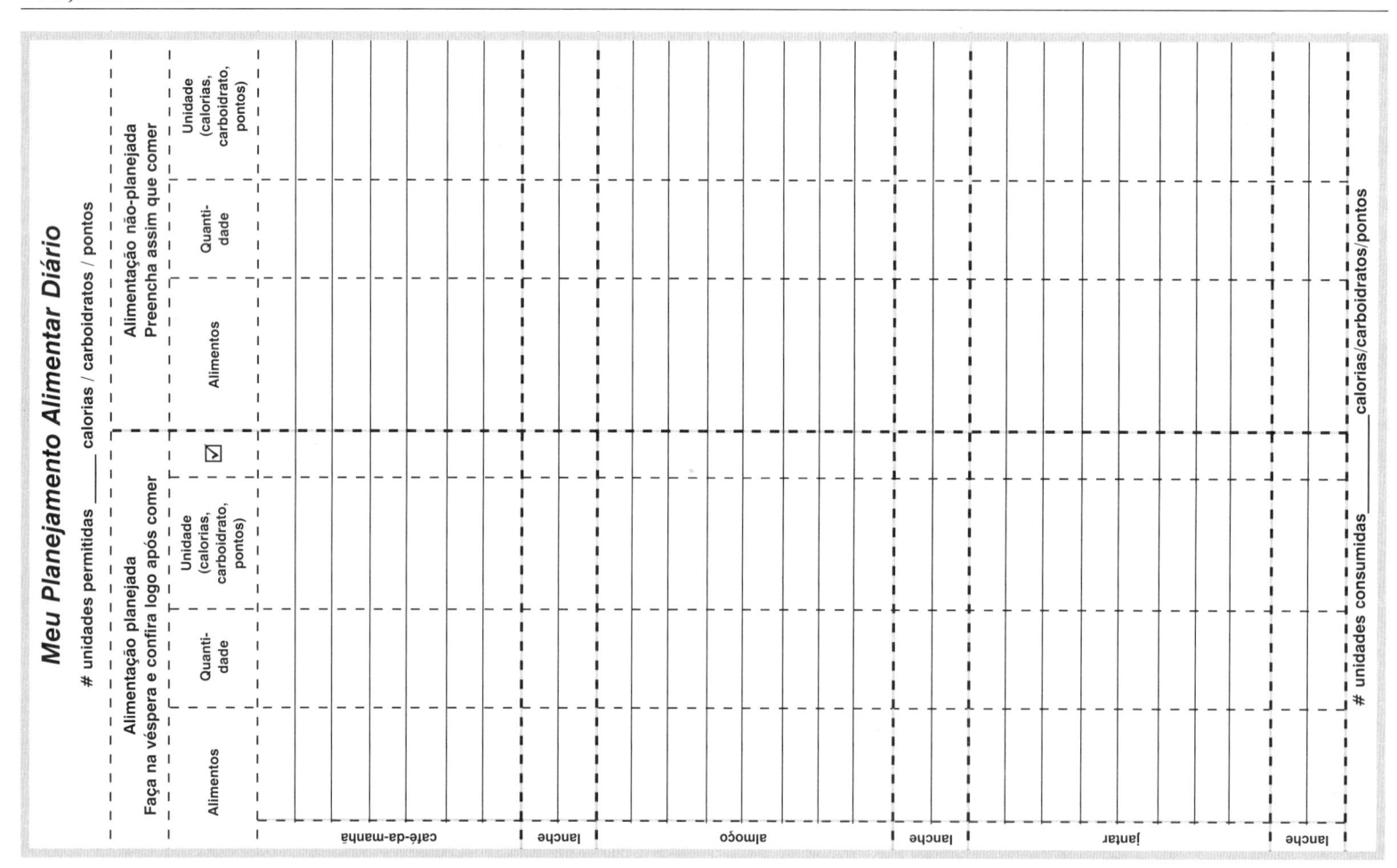

Meu Planejamento Alimentar Diário

unidades permitidas _____   calorias / carboidratos / pontos

Alimentação planejada Faça na véspera e confira logo após comer				Alimentação não-planejada Preencha assim que comer		
Alimentos	Quanti-dade	Unidade (calorias, carboidrato, pontos)	☑	Alimentos	Quanti-dade	Unidade (calorias, carboidrato, pontos)
café-da-manhã						
lanche						
almoço						
lanche						
jantar						
lanche						

unidades consumidas _____   calorias/carboidratos/pontos

Dia 33   Data _____

ELIMINE A ALIMENTAÇÃO EMOCIONAL

Uma vez ou outra, muitas pessoas que fazem dieta comem por motivos emocionais. Elas têm o seguinte pensamento: *Estou aborrecido, portanto tenho que comer.* Essa estratégia, no entanto, não costuma ser usada por pessoas que estão contentes com o peso que têm. Veja o que é possível fazer para se acalmar sem comer mesmo que não tenha resolvido os problemas que lhe causam sofrimento ou mesmo que não tenha conseguido contrariar os pensamentos sabotadores envolvidos. Leia essa lista hoje e volte a ela sempre que precisar, assinalando cada item assim que o executar:

☐ Identifique suas emoções negativas e as diferencie da sensação de fome. Por exemplo, reconheça que está aborrecido por que sua mãe criticou você, que está ansioso por causa de um problema com seu filho, que está simplesmente chateado ou aborrecido com um projeto que precisa concluir.

☐ Diga NÃO TENHO ESCOLHA. Pense na importância de se acostumar a refrear a alimentação frente às emoções negativas, ou então estará em risco de voltar a engordar.

☐ Entenda que a comida conforta, mas QUE SEUS EFEITOS SÃO TEMPORÁRIOS. Depois você vai se sentir pior. Se você não comer, vai se sentir melhor e mais controlado.

☐ Mude o foco de seu pensamento. Tente usar pelo menos cinco atividades de Minhas Técnicas de Distração.

☐ Tome uma xícara de chá.

☐ Use técnicas de relaxamento: respiração profunda, alongamento e conte vagarosamente até 10. São coisas que você pode praticar em qualquer lugar, até em toaletes se for o caso.

☐ Tolere sua angústia. Demonstre a si mesmo que as emoções negativas são desconfortáveis, porém nada de "ruim" vai acontecer se você apenas se permitir sentir a sensação de desconforto. A verdade é que você vai aprender algo muito importante: você nunca precisa comer só porque está aborrecido.

☐ Leia o Cartão de Enfrentamento "Não Procure Conforto na Comida" sempre que sentir necessidade.

Em que você está pensando?

Pensamento sabotador: Comer é meu único conforto.
Resposta adaptativa: Com certeza eu posso me confortar de outras maneiras. Neste momento preciso tomar uma decisão: comer quando estiver aborrecido e engordar ou aprender a tolerar emoções negativas (ou me acalmar fazendo outra coisa), conseguir emagrecer e ficar magro para sempre.

Lista das tarefas de hoje

Verifique a lista das tarefas todas as noites. Assinale os itens que você completou e circule os que estiverem incompletos para que você possa encarar o fato de não estar fazendo tudo o que é preciso para emagrecer.

☐ Eu me pesei.

☐ Li a lista das razões que tenho para emagrecer (e outros Cartões de Enfrentamento, quando precisei).

- [ ] Agendei atividades físicas e de dieta no Meu Cartão de Horários.
- [ ] Mensurei todos os alimentos antes de comer.
- [ ] Comi sempre sentado, devagar e atentamente
- [ ] Evitei comer exageradamente.
- [ ] Preenchi Meu Planejamento Alimentar Diário *imediatamente* depois de comer.
- [ ] Eu disse: NÃO TENHO ESCOLHA para alimentos que não planejei comer.
- [ ] Consegui me manter nas unidades (calorias, carboidratos, pontos) permitidas.
- [ ] Fiz exercícios físicos de 5 a 30 minutos, pelo menos.
- [ ] Usei as técnicas de distração quando estava com fome ou tendo um desejo incontrolável de comer.
- [ ] Entrei em contato com meu técnico de dieta.
- [ ] Fiquei alerta para pensamentos que "me enganam".
- [ ] Usei a técnica: *Paciência!* para enfrentar as decepções (quando precisei).
- [ ] Fiz um planejamento para quando estiver aborrecido.
- [ ] Preenchi Meu Planejamento Alimentar Diário referentes às refeições de amanhã.
- [ ] Fiz elogios a mim mesmo por essas coisas e também porque:

_____
_____
_____
_____

Diário

O que eu fiz hoje para evitar alimentos não-planejados?
_____
_____

Caso eu tenha me desviado da dieta, o que aconteceu?
_____
_____

Quais pensamentos sabotadores tive?
_____
_____
_____

Como eu os enfrentei?
_____
_____
_____

O que posso aprender com isso?
_____
_____
_____

Reflexões:
_____
_____
_____

Meu Cartão de Horários

Use este cartão para preencher conforme sua programação diária. Se você trabalha à noite ou segue uma rotina diferente desta, escreva os horários que são adequados à sua situação.

Hora	Atividade
6:00	
6:30	
7:00	
7:30	
8:00	
8:30	
9:00	
9:30	
10:00	
10:30	
11:00	
11:30	
12:00	
12:30	
13:00	
13:30	
14:00	
14:30	
15:00	
15:30	
16:00	
16:30	
17:00	
17:30	
18:00	
18:30	
19:00	
19:30	
20:00	
20:30	
21:00	
21:30	
22:00	
22:30	
23:00	

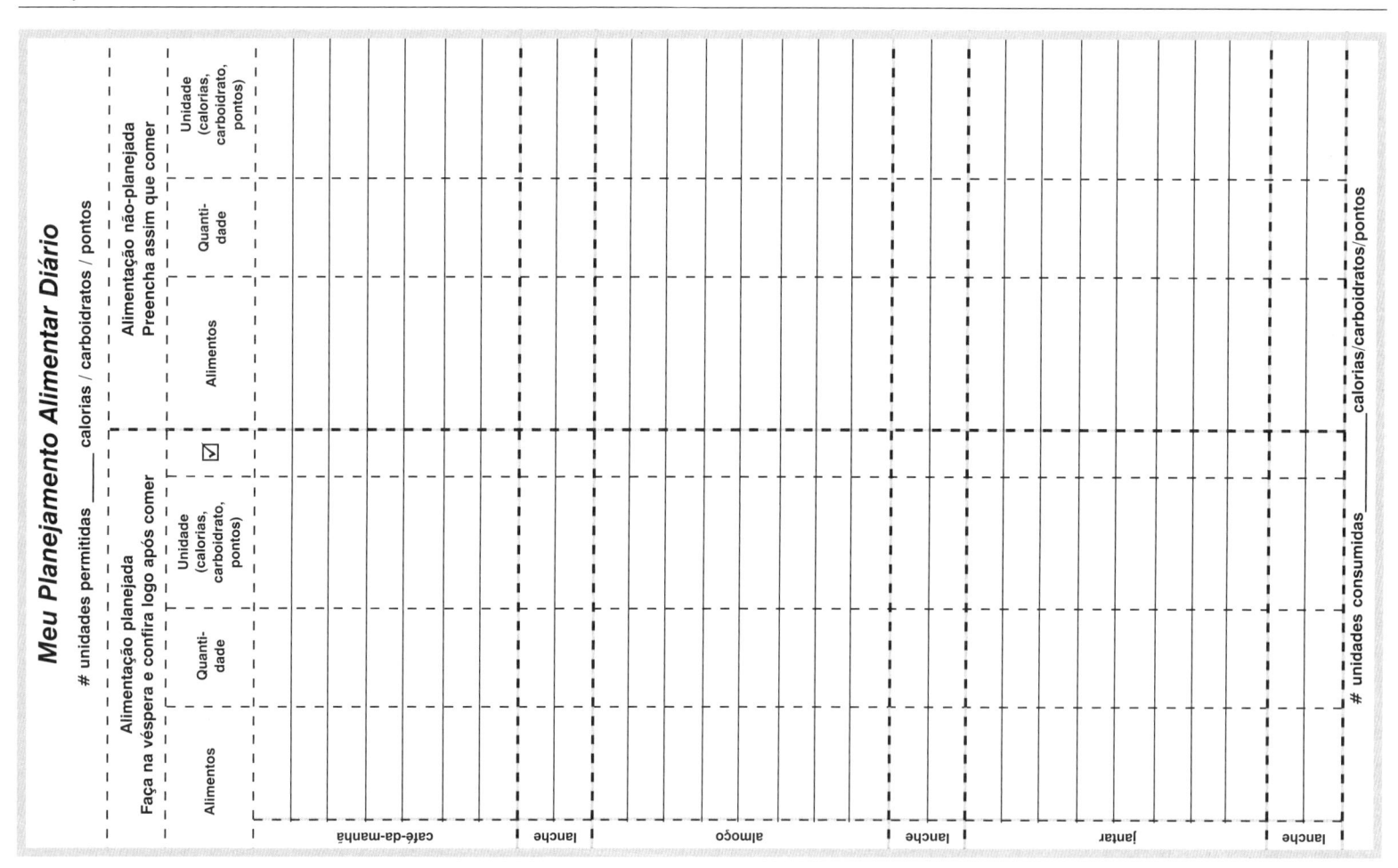

Meu Planejamento Alimentar Diário

unidades permitidas _____   calorias / carboidratos / pontos

Alimentação planejada
Faça na véspera e confira logo após comer

Alimentação não-planejada
Preencha assim que comer

Alimentos	Quanti-dade	Unidade (calorias, carboidrato, pontos)	☑	Alimentos	Quanti-dade	Unidade (calorias, carboidrato, pontos)

café-da-manhã | lanche | almoço | lanche | jantar | lanche

unidades consumidas _____   calorias/carboidratos/pontos

Dia 34

Data _____

RESOLVA OS PROBLEMAS

Resolver todos os problemas que fazem parte da vida está além do escopo deste livro. Entretanto, você *pode* usar as estratégias de resolução de problemas, quando as circunstâncias estão sob controle, ou estratégias de enfrentamento, quando elas fogem do controle, e assim diminuir as chances de comer em resposta a dificuldades.

Muitos de meus pacientes estavam com problemas quando os atendi. Haviam se separado de seus cônjuges ou parceiros. Estavam com dificuldade de relacionamento com seus filhos, pais, outros familiares e amigos. Tiveram sérios problemas de saúde. Tiveram membros da família que adoeceram e morreram. Haviam perdido o emprego. Sofreram adversidades financeiras. *Todos eles aprenderam a lidar com esses problemas sem precisar comer para se consolar.*

Obviamente não é apropriado tentar "resolver" problemas relacionados a perdas dolorosas como a morte de um ente querido. O que eu poderia fazer – e fiz – foi me oferecer para ouvir compassivamente e dar o meu ombro para consolá-los. Algumas vezes os encorajei a procurarem outras pessoas e pedirem apoio. Entretanto, grande parte desses pacientes tinha problemas que *podiam* ser solucionados ou pelo menos parcialmente solucionados.

Se a dificuldade que você enfrenta está sob seu controle, siga estes passos, usados por mim, para atender uma paciente preocupada com os filhos em idade escolar.

☐ **Defina o problema operacionalmente**. É difícil para nós resolvermos problemas globalizados: *Meu filhos estão fora de controle*. É mais fácil quando os dividimos em várias partes: *Eu não consigo fazer as crianças limparem seus quartos, fazerem a tarefa, ajudar-me com a louça e pararem de brigar uns com os outros.*

☐ **Preste atenção no que está passando por sua cabeça quando pensa no problema. O que você está pensando ajuda a resolver o problema?** Minha paciente pensava: *Meus filhos são maus, eles não deveriam agir desse jeito*. Seus pensamentos minavam sua criatividade e a motivação para resolver o problema.

☐ **Enfrente o pensamento disfuncional usando a técnica das sete perguntas.** Quando minha paciente respondeu às perguntas, concluiu: *Embora meus filhos estejam agindo assim, eu acho que eles não são "maus". Eles fazem algumas coisas que peço. Eles são indisciplinados porque eu não sei usar as estratégias adequadas. Se eu souber o que fazer, provavelmente eles corresponderão. Se eu os encarar como maus, ficarei com raiva e aborrecida e não serei muito eficiente. Se eu entender que posso mudar o que eu estou fazendo, estarei mais controlada e provavelmente serei mais eficiente. Se a minha amiga Sally estivesse na mesma situação, eu iria incentivá-la a buscar ajuda. Acho que preciso encontrar alguém que me ensine as habilidades necessárias.*

☐ **Uma vez que tenha enfrentado seus pensamentos intrusivos, responda a última pergunta – O que devo fazer? – deixando que lhe aflorem espontaneamente várias soluções.** Não tente resolver sozinha. Peça ajuda. Os amigos e familiares frequentemente conseguem pensar em soluções que não lhe ocorreram.

☐ **Olhe para as soluções em potencial e decida qual delas deveria ser testada em primeiro lugar e então a aplique.** Repita esse processo para outras soluções possíveis, tantas vezes quanto for necessário.

Em que você está pensando?

Pensamento sabotador: Na verdade não sei o que fazer. Acho que quero comer.

Resposta adaptativa: Apresse-se em pedir ajuda! Comer só vai distrair você por pouco tempo. Mais cedo ou mais tarde você terá que enfrentar o problema. Você poderia até tentar resolvê-lo já.

Lista das tarefas de hoje

Verifique a lista das tarefas todas as noites. Assinale os itens que você completou e circule os que estiverem incompletos para que você possa encarar o fato de não estar fazendo tudo o que é preciso para emagrecer.

☐ Eu me pesei.

☐ Li a lista das razões que tenho para emagrecer (e outros Cartões de Enfrentamento, quando precisei).

☐ Agendei atividades físicas e de dieta no Meu Cartão de Horários.

☐ Mensurei todos os alimentos antes de comer.

☐ Comi sempre sentado, devagar e atentamente.

☐ Evitei comer exageradamente.

☐ Preenchi Meu Planejamento Alimentar Diário *imediatamente* depois de comer.

☐ Eu disse: NÃO TENHO ESCOLHA para alimentos que não planejei comer.

☐ Consegui me manter nas unidades (calorias, carboidratos, pontos) permitidas.

☐ Fiz exercícios físicos de 5 a 30 minutos, pelo menos.

☐ Usei as técnicas de distração quando estava com fome ou tendo um desejo incontrolável de comer.

☐ Entrei em contato com meu técnico de dieta.

☐ Fiquei alerta para pensamentos que "me enganam".

☐ Usei a técnica: *Paciência!* para enfrentar as decepções (quando precisei).

☐ Fiz um planejamento para usar da próxima vez que tiver um problema.

☐ Preenchi Meu Planejamento Alimentar Diário referente às refeições de amanhã.

☐ Fiz elogios a mim mesmo por essas coisas e também porque:

_____
_____
_____
_____

Diário

O que eu fiz hoje para evitar alimentos não-planejados?
___
___
___

Caso eu tenha me desviado da dieta, o que aconteceu?
___
___
___

Quais pensamentos sabotadores tive?
___
___
___

Como eu os enfrentei?
___
___
___

O que posso aprender com isso?
___
___
___

Reflexões:
___
___
___
___

Meu Cartão de Horários

Use este cartão para preencher conforme sua programação diária. Se você trabalha à noite ou segue uma rotina diferente desta, escreva os horários que são adequados à sua situação.

Hora	Atividade
6:00	
6:30	
7:00	
7:30	
8:00	
8:30	
9:00	
9:30	
10:00	
10:30	
11:00	
11:30	
12:00	
12:30	
13:00	
13:30	
14:00	
14:30	
15:00	
15:30	
16:00	
16:30	
17:00	
17:30	
18:00	
18:30	
19:00	
19:30	
20:00	
20:30	
21:00	
21:30	
22:00	
22:30	
23:00	

Meu Planejamento Alimentar Diário

unidades permitidas _____ calorias / carboidratos / pontos

Alimentação planejada Faça na véspera e confira logo após comer			☑	Alimentação não-planejada Preencha assim que comer		
Alimentos	Quanti-dade	Unidade (calorias, carboidrato, pontos)		Alimentos	Quanti-dade	Unidade (calorias, carboidrato, pontos)
			café-da-manhã			
			lanche			
			almoço			
			lanche			
			jantar			
			lanche			

unidades consumidas _____ calorias/carboidratos/pontos

Dia 35   Data _____

PREPARE-SE PARA SE PESAR

Amanhã começa a sua sexta semana de uso do programa **A dieta definitiva de Beck**. Se você trabalhou todos os passos deste livro de exercícios suas chances de emagrecer e de se tornar definitivamente magro são excelentes. Amanhã de manhã, antes de se pesar lembre-se de que o resultado apontado na balança não tem valor moral. Você não é uma pessoa "má" se o resultado for um aumento de peso.

Se você emagreceu, ótimo! Se não emagreceu, lembre-se de que o peso sofre algumas flutuações no dia-a-dia, da mesma maneira que sua pressão sanguínea e a temperatura. Se você emagreceu na semana passada e manteve constante o seu consumo calórico e exercícios, é provável que emagreça de novo na semana que vem. Se você parou de emagrecer a duas semanas, mensure sua alimentação com mais cuidado, procure por calorias escondidas (especialmente quando faz refeições fora de casa), e diminua as calorias ou aumente os exercícios.

Amanhã você deve fazer o seguinte:

☐ Anote seu peso no Meu Gráfico de Emagrecimento.

☐ Considere fazer uma cópia desse gráfico e levá-lo com você. Esta lembrança visual de seu progresso pode ser muito motivadora.

Em que você está pensando?

Pensamento sabotador: É muito difícil não se decepcionar com perdas de peso tão pequenas. A minha vontade é nunca mais fazer dieta.

Resposta adaptativa: Se eu quiser me tornar uma pessoa magra definitivamente, tenho que aceitar o fato de que, de uma forma ou de outra, sempre vou fazer dieta. Não faz mal ter emagrecido pouco, continuarei comendo basicamente da mesma maneira a partir de agora.

Lista das tarefas de hoje

Verifique a lista das tarefas todas as noites. Assinale os itens que você completou e circule os que estiverem incompletos para que você possa encarar o fato de não estar fazendo tudo o que é preciso para emagrecer.

☐ Eu me pesei.

☐ Li a lista das razões que tenho para emagrecer (e outros Cartões de Enfrentamento quando precisei).

☐ Agendei atividades físicas e de dieta no Meu Cartão de Horários.

☐ Mensurei todos os alimentos antes de comer.

☐ Comi sempre sentado, devagar e atentamente

☐ Evitei comer exageradamente.

☐ Preenchi Meu Planejamento Alimentar Diário *imediatamente* depois de comer.

☐ Eu disse: NÃO TENHO ESCOLHA para alimentos que não planejei comer.

☐ Consegui me manter nas unidades (calorias, carboidratos, pontos) permitidas.

☐ Fiz exercícios físicos de 5 a 30 minutos, pelo menos.

☐ Usei as técnicas de distração quando estava com fome ou tendo um desejo incontrolável de comer.

☐ Entrei em contato com meu técnico de dieta.

☐ Fiquei alerta para pensamentos que "me enganam".

☐ Usei a técnica: *Paciência!* para enfrentar as decepções (quando precisei).

☐ Preparei-me mentalmente para me pesar amanhã.

☐ Preenchi Meu Planejamento Alimentar Diário referentes às refeições de amanhã.

☐ Fiz elogios a mim mesmo por essas coisas e também porque:
_____
_____
_____
_____
_____

Diário

O que eu fiz hoje para evitar alimentos não-planejados?
_____
_____
_____

Caso eu tenha me desviado da dieta, o que aconteceu?
_____
_____
_____

Quais pensamentos sabotadores tive?
_____
_____
_____

Como eu os enfrentei?
_____
_____
_____

O que posso aprender com isso?
_____
_____
_____

Reflexões:
_____
_____
_____

Meu Cartão de Horários

Use este cartão para preencher conforme sua programação diária. Se você trabalha à noite ou segue uma rotina diferente desta, escreva os horários que são adequados à sua situação.

Hora	Atividade
6:00	
6:30	
7:00	
7:30	
8:00	
8:30	
9:00	
9:30	
10:00	
10:30	
11:00	
11:30	
12:00	
12:30	
13:00	
13:30	
14:00	
14:30	
15:00	
15:30	
16:00	
16:30	
17:00	
17:30	
18:00	
18:30	
19:00	
19:30	
20:00	
20:30	
21:00	
21:30	
22:00	
22:30	
23:00	

Meu Planejamento Alimentar Diário

unidades permitidas _____ calorias / carboidratos / pontos

Alimentação planejada — Faça na véspera e confira logo após comer				Alimentação não-planejada — Preencha assim que comer		
Alimentos	Quantidade	Unidade (calorias, carboidrato, pontos)	☑	Alimentos	Quantidade	Unidade (calorias, carboidrato, pontos)
			café-da-manhã			
			lanche			
			almoço			
			lanche			
			jantar			
			lanche			

unidades consumidas _____ calorias/carboidratos/pontos

10
Semana 6
Aprimore as novas habilidades

Já se passaram cinco semanas desde que você iniciou o programa **A dieta definitiva de Beck**. Você aprendeu novas ferramentas, como, por exemplo, o que fazer quando deseja comer, mas sabe que não deve, e como resistir às tentações gastronômicas que o bombardeiam diariamente em casa, na TV, no trabalho – e até quando anda pela rua! Não é fantástico que você esteja no controle sobre o que, quanto e quando comer? Não é um alívio poder evitar a influência dos gatilhos internos e externos que estimulam você a comer? Entender que, mesmo estando com fome ou sob forte desejo de comer, ou aborrecido, isso não significa que é necessário fazê-lo? E o que é melhor, reconhecer que se você continuar praticando, essas habilidades serão suas para sempre?

Na semana passada, aplicamos as habilidades deste programa às situações da vida real. Nesta semana, você vai aprender a construir sua autoconfiança, a reduzir seu estresse geral, a continuar fazendo exercícios físicos, a lidar com platôs e a enriquecer sua vida.

Dia 36

Data _____

ACREDITE EM VOCÊ!

Esta manhã, a primeira coisa a fazer é registrar a diferença de peso no Meu Gráfico de Emagrecimento. Telefone para o técnico de dieta e conte a ele seu progresso. Não deixe de ler o Cartão de Enfrentamento "Comemore!" caso tenha emagrecido; o "Seja Realista", caso tenha se mantido fiel á dieta, mas não tenha emagrecido, e o "Não Dá para Ter Tudo" caso tenha escapado de seus planos.

Em determinado momento, todas as pessoas se questionam: modificaram realmente, de forma verdadeira, sua relação com os alimentos e serão capazes de continuar emagrecendo? Quero que você compreenda – imediatamente – que a razão pela qual você está sendo bem-sucedido e continuará a ser bem-sucedido é que você aprendeu um conjunto de habilidades específicas com o programa de **A dieta definitiva de Beck**.

Faça o seguinte:

☐ Construa sua confiança assinalando seu progresso no quadro "Acredite em Você!".

☐ Leia esta lista todas as manhãs durante o tempo que for preciso para você acreditar em si mesmo e nas habilidades que aprendeu.

Em que você está pensando?

Pensamento sabotador: Sou supersticioso: se começar a pensar que isso funciona de verdade, posso me trazer azar.

Resposta adapativa: Acreditar em mim não vai fazer com que eu tenha má sorte. Na verdade, se eu me lembrar de todas as habilidades que desenvolvi, estarei preparado para tempos mais difíceis.

Lista das tarefas de hoje

Verifique a lista das tarefas todas as noites. Assinale os itens que você completou e circule os que estiverem incompletos para que você possa encarar o fato de não estar fazendo tudo o que é preciso para emagrecer.

☐ Eu me pesei, anotei o resultado no Meu Gráfico de Emagrecimento e relatei meu progresso para o técnico de dieta.

☐ Li a lista das razões que tenho para emagrecer (e outros Cartões de Enfrentamento quando precisei).

☐ Agendei atividades físicas e de dieta no Meu Cartão de Horários.

☐ Mensurei todos os alimentos antes de comer.

☐ Comi sempre sentado, devagar e atentamente.

☐ Evitei comer exageradamente.

☐ Preenchi Meu Planejamento Alimentar Diário *imediatamente* depois de comer.

☐ Eu disse: NÃO TENHO ESCOLHA para alimentos que não planejei comer.

☐ Consegui me manter nas unidades (calorias, carboidratos, pontos) permitidas.

☐ Fiz exercícios físicos de 5 a 30 minutos, pelo menos.

Quadro: *Acredite em você!*

Eu emagreci (e serei capaz de me manter assim) porque agora eu sei fazer estas coisas:

- ☐ Escolher um planejamento alimentar nutritivo.
- ☐ Modificar a dieta (com antecedência) para acomodá-la a mim e às minhas condições.
- ☐ Arrumar tempo de forma constante para fazer exercícios físicos e atividades da dieta.
- ☐ Arrumar o meio ambiente para uma dieta de sucesso.
- ☐ Jogar fora as sobras ou os alimentos tentadores.
- ☐ Planejar por escrito o que vou comer.
- ☐ Comer devagar, sentado e com cuidado.
- ☐ Monitorar tudo o que como.
- ☐ Tolerar a fome.
- ☐ Evitar ou lidar eficientemente com gatilhos.
- ☐ Resistir aos desejos.
- ☐ Reconhecer a saciedade normal.
- ☐ Evitar comidas não-planejadas e não comer exageradamente.
- ☐ Obrigar-me a me pesar todos os dias.
- ☐ Preparar-me para o resultado da balança.
- ☐ Identificar e contrariar meus pensamentos sabotadores.
- ☐ Enfrentar o sentimento de injustiça.
- ☐ Fazer elogios a mim mesmo.
- ☐ Encarar os erros que cometo na dieta.
- ☐ Planejar como evitar esses erros no futuro.
- ☐ Retornar para a dieta imediatamente depois de sair dela.
- ☐ Ser assertivo e dizer não aos "empurradores" de comida.
- ☐ Cumprir o meu planejamento relativo a bebidas alcoólicas.
- ☐ Procurar apoio e pedir ajuda quando precisar.
- ☐ Preparar-me para eventos especiais ou viagens.
- ☐ Lidar com emoções negativas (e positivas) sem procurar alimentos.
- ☐ Lidar com as decepções.
- ☐ Lidar com o desânimo.
- ☐ Motivar-me constantemente para fazer todas essas coisas.
- ☐ _____
- ☐ _____
- ☐ _____
- ☐ _____

☐ Usei as técnicas de distração quando estava com fome ou tendo um desejo incontrolável de comer.

☐ Fiquei alerta para pensamentos que "me enganam".

☐ Usei a técnica: *Paciência!* para enfrentar as decepções (quando precisei).

☐ Preenchi Meu Planejamento Alimentar Diário referente às refeições de amanhã.

☐ Fiz elogios a mim mesmo por essas coisas e também porque:
_____
_____
_____
_____

Diário

O que eu fiz hoje para evitar alimentos não-planejados?
_____
_____
_____

Caso eu tenha me desviado da dieta, o que aconteceu?
_____
_____

Quais pensamentos sabotadores tive?
_____
_____

Como eu os enfrentei?
_____
_____

O que posso aprender com isso?
_____
_____

Reflexões:
_____
_____
_____

Meu Cartão de Horários

Use este cartão para preencher conforme sua programação diária. Se você trabalha à noite ou segue uma rotina diferente desta, escreva os horários que são adequados à sua situação.

Hora	Atividade
6:00	
6:30	
7:00	
7:30	
8:00	
8:30	
9:00	
9:30	
10:00	
10:30	
11:00	
11:30	
12:00	
12:30	
13:00	
13:30	
14:00	
14:30	
15:00	
15:30	
16:00	
16:30	
17:00	
17:30	
18:00	
18:30	
19:00	
19:30	
20:00	
20:30	
21:00	
21:30	
22:00	
22:30	
23:00	

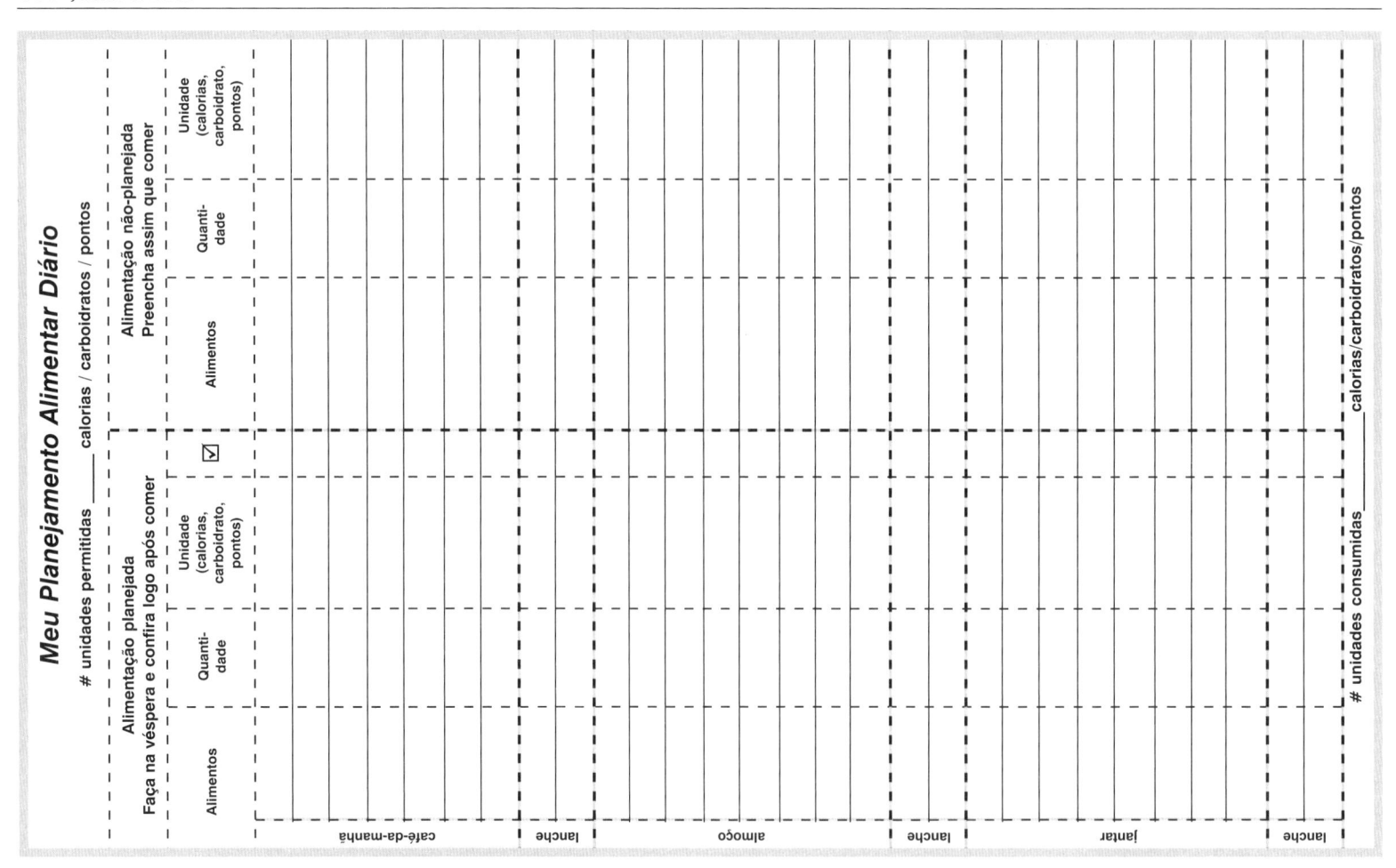

Meu Planejamento Alimentar Diário

\# unidades permitidas _____ calorias / carboidratos / pontos

Alimentação planejada Faça na véspera e confira logo após comer			Alimentação não-planejada Preencha assim que comer		
Alimentos	Quanti-dade	Unidade (calorias, carboidrato, pontos)	Alimentos	Quanti-dade	Unidade (calorias, carboidrato, pontos)
café-da-manhã					
lanche					
almoço					
lanche					
jantar					
lanche					

\# unidades consumidas _____ calorias/carboidratos/pontos

Dia 37   Data _____

REDUZA O ESTRESSE

O estresse em si não é de todo mau. Um estresse leve pode ser um fator de motivação para que você trabalhe bastante, para que respeite um prazo e para conduzi-lo a suas metas. Contudo, um estresse grave – ou o estresse que dura muito tempo – pode levar você a comer demais. Embora você esteja se sentindo bem nesse momento eu quero que aprenda a lidar adequadamente com o estresse. Se você puder reduzir o estresse geral em sua vida, aderir à dieta será mais fácil.

Pratique o seguinte:

☐ **Resolva o problema** No Dia 34, você aprendeu um método para enfrentar pensamentos negativos que facilitam a solução de problemas. Certifique-se de usar essas ferramentas sempre que precisar.

☐ **Estabeleça novas prioridades.** Se você está estressado por causa de uma agenda demasiadamente ocupada e obrigações que o deixam sobrecarregado, volte às Minha Lista de Prioridade. Peça ao seu técnico de dieta que ajude você a resolver que atividades pode eliminar, diminuir ou delegar.

☐ **Relaxe.** Procure se revigorar. Coloque o "relaxamento" na coluna de atividades essenciais de sua lista de prioridades e arrume pelo menos 20 minutos por dia para se acalmar. Procure agendar esses períodos todos os dias até que se tornem um hábito. Durante esse tempo, você pode fazer yoga, tomar um banho quente, assistir à programas de TV, ler, meditar, ouvir uma música ou áudio de exercícios de relaxamento, escrever um diário ou passear e apreciar a natureza. Escolha uma atividade que limpe a sua mente e relaxe. Gostaria que você usasse também técnicas de relaxamento, como a respiração lenta e superficial, ou se espreguiçar enquanto respira lenta e profundamente – o que você pode fazer a qualquer tempo e em qualquer lugar.

☐ **Durma bem.** A vida sempre é mais estressante quando você está em privação de sono. (Pesquisa recente mostrou que privação de sono altera os hormônios, aumenta o apetite e pode contribuir com o sobrepeso.) Acerte sua agenda se você não estiver dormindo o suficiente.

☐ **Enfraqueça regras rígidas autoimpostas.** Muitas pessoas cronicamente estressadas têm padrões irrealisticamente altos quanto a si mesmas e/ou aos outros, o que contribui para aumentar o estresse ou a ansiedade quando não são alcançados tais padrões. Enfraquecer regras rígidas é uma técnica muito importante para aumentar a satisfação pessoal e reduzir o estresse geral. Isso pode ser ilustrado pelas expectativas dessas três pacientes quando faziam dieta:

- Minha regra é que meu filho deve ser um dos melhores alunos da escola.
- Tenho que ser completamente perfeito no trabalho.
- Devo dar o meu melhor em tudo o que fizer.

Pense nas expectativas que você tem quanto a si e aos outros. Que regras você tem que o estão estressando?

Em casa: _____

No trabalho: _____

Com sua família: _____

Com seus amigos: _____

Com sua comunidade: _____

Para modificar essas regras faça o seguinte:

☐ Pense em pessoas conhecidas que têm padrões mais flexíveis que os seus. Que regras elas têm?
_____
_____
_____

☐ Pense se você gostaria que seu melhor amigo vivesse em função das regras que você criou para você mesmo. Que regras você escolheria para ele?
_____
_____
_____

☐ Faça uma lista das vantagens que você poderia obter se tivesse regras mais flexíveis:
_____
_____
_____

☐ Ponha a palavra *razoável* em suas regras (Eu deveria manter a casa razoavelmente arrumada):
_____
_____
_____

Em que você está pensando?

Pensamento sabotador: Se eu flexibilizar minhas regras, as coisas vão por água abaixo.

Resposta adaptativa: Não estou abandonando minhas regras, apenas tornando-as mais flexíveis. Se aparecerem problemas, posso resolvê-los quando surgirem.

Lista das tarefas de hoje

Verifique a lista das tarefas todas as noites. Assinale os itens que você completou e circule os que estiverem incompletos para que você possa encarar o fato de não estar fazendo tudo o que é preciso para emagrecer.

☐ Eu me pesei.

☐ Li a lista das razões que tenho para emagrecer (e outros Cartões de Enfrentamento quando precisei).

☐ Agendei atividades físicas e de dieta no Meu Cartão de Horários.

☐ Mensurei todos os alimentos antes de comer.

☐ Comi sempre sentado, devagar e atentamente.

☐ Evitei comer exageradamente.

☐ Preenchi Meu Planejamento Alimentar Diário *imediatamente* depois de comer.

☐ Eu disse: NÃO TENHO ESCOLHA para alimentos que não planejei comer.

☐ Consegui me manter nas unidades (calorias, carboidratos, pontos) permitidas.

☐ Fiz exercícios físicos de 5 a 30 minutos, pelo menos.

☐ Usei as técnicas de distração quando estava com fome ou tendo um desejo incontrolável de comer.

☐ Fiz contato com meu técnico de dieta quando precisei de ajuda

☐ Fiquei alerta para pensamentos que "me enganam".

☐ Usei a técnica: *Paciência!* para enfrentar as decepções (quando precisei).

☐ Realizei estratégias para deixar minha vida menos estressante.

☐ Preenchi Meu Planejamento Alimentar Diário referente às refeições de amanhã.

☐ Fiz elogios a mim mesmo por essas coisas e também porque:

_____
_____
_____
_____
_____

Diário

O que eu fiz hoje para evitar alimentos não-planejados?

_____
_____

Caso eu tenha me desviado da dieta, o que aconteceu?

_____
_____
_____

Quais pensamentos sabotadores tive?

_____
_____
_____

Como eu os enfrentei?

_____
_____
_____

O que posso aprender com isso?

_____
_____
_____

Reflexões:

_____
_____
_____

Meu Cartão de Horários

Use este cartão para preencher conforme sua programação diária. Se você trabalha à noite ou segue uma rotina diferente desta, escreva os horários que são adequados à sua situação.

Hora	Atividade
6:00	
6:30	
7:00	
7:30	
8:00	
8:30	
9:00	
9:30	
10:00	
10:30	
11:00	
11:30	
12:00	
12:30	
13:00	
13:30	
14:00	
14:30	
15:00	
15:30	
16:00	
16:30	
17:00	
17:30	
18:00	
18:30	
19:00	
19:30	
20:00	
20:30	
21:00	
21:30	
22:00	
22:30	
23:00	

Livro de Tarefas Pense Magro **185**

Meu Planejamento Alimentar Diário

unidades permitidas _____ calorias / carboidratos / pontos

Alimentação planejada
Faça na véspera e confira logo após comer

Alimentos	Quanti-dade	Unidade (calorias, carboidrato, pontos)

Alimentação não-planejada
Preencha assim que comer

Alimentos	Quanti-dade	Unidade (calorias, carboidrato, pontos)

café-da-manhã / lanche / almoço / lanche / jantar / lanche

unidades consumidas _____ calorias/carboidratos/pontos

Dia 38   Data _____

APRENDA A LIDAR COM O PLATÔ

Se você precisa emagrecer entre 7 e 9 quilos, talvez perceba um platô depois de fazer dieta por vários meses, estabilizando o peso durante algumas semanas. Isso é comum e pode sinalizar que você não precisa mais das calorias que vinha consumindo.

Caso aconteça, você tem cinco opções:

1. Continue fazendo tudo exatamente igual e aguarde para ver se volta ou não a emagrecer.
2. Comece a supervisionar e mensurar cuidadosamente cada porção de alimento para se assegurar de que está dentro dos parâmetros de seu planejamento alimentar.
3. Diminua seu consumo entre 100 a 200 calorias por dia, se seu médico disser que isso não vai prejudicar sua saúde.
4. Aumente a prática de atividades físicas em mais 15 ou 20 minutos.
5. Pense na possibilidade de manter esse peso como meta e comece os procedimentos para mantê-lo. (Veja a parte "Do Emagrecimento à Manutenção" deste livro.)

Por fim, elogie-se por tudo o que conseguiu cumprir até agora – e compreenda que o platô faz parte do processo de emagrecer. Não permita que ele o desanime; encare-o como uma oportunidade para rever sua dieta, seu peso e suas expectativas.

Em que você está pensando?

Pensamento sabotador: Não acredito que atingi um platô. Eu sabia que isso aconteceria. Jamais conseguirei emagrecer o que está faltando para minha meta.

Resposta adaptativa: Vou continuar a emagrecer se comer menos e/ou aumentar a carga de atividades físicas. Se não for realista ou saudável fazer isso, preciso me preparar para ter orgulho do que já emagreci e aceitar a realidade.

Lista das tarefas de hoje

Verifique a lista das tarefas todas as noites. Assinale os itens que você completou e circule os que estiverem incompletos para que você possa encarar o fato de não estar fazendo tudo o que é preciso para emagrecer.

☐ Eu me pesei.

☐ Li a lista das razões que tenho para emagrecer (e outros Cartões de Enfrentamento quando precisei).

☐ Agendei atividades físicas e de dieta no Meu Cartão de Horários.

☐ Mensurei todos os alimentos antes de comer.

☐ Comi sempre sentado, devagar e atentamente.

☐ Evitei comer exageradamente.

☐ Preenchi Meu Planejamento Alimentar Diário *imediatamente* depois de comer.

☐ Eu disse: NÃO TENHO ESCOLHA para alimentos que não planejei comer.

☐ Consegui me manter nas unidades (calorias, carboidratos, pontos) permitidas.

☐ Fiz exercícios físicos de 5 a 30 minutos, pelo menos.

☐ Usei as técnicas de distração quando estava com fome ou tendo um desejo incontrolável de comer.

☐ Fiz contato com meu técnico de dieta quando precisei de ajuda

☐ Fiquei alerta para pensamentos que "me enganam".

☐ Usei a técnica: *Paciência!* para enfrentar as decepções (quando precisei).

☐ Preparei-me mentalmente para um possível platô no futuro.

☐ Preenchi Meu Planejamento Alimentar Diário referente às refeições de amanhã.

☐ Fiz elogios a mim mesmo por essas coisas e também porque:
_____
_____
_____
_____

Diário

O que eu fiz hoje para evitar alimentos não-planejados?
_____
_____

Caso eu tenha me desviado da dieta, o que aconteceu?
_____
_____
_____

Quais pensamentos sabotadores tive?
_____
_____
_____

Como eu os enfrentei?
_____
_____
_____

O que posso aprender com isso?
_____
_____
_____

Reflexões:
_____
_____
_____
_____

Meu Cartão de Horários

Use este cartão para preencher conforme sua programação diária. Se você trabalha à noite ou segue uma rotina diferente desta, escreva os horários que são adequados à sua situação.

Hora	Atividade
6:00	
6:30	
7:00	
7:30	
8:00	
8:30	
9:00	
9:30	
10:00	
10:30	
11:00	
11:30	
12:00	
12:30	
13:00	
13:30	
14:00	
14:30	
15:00	
15:30	
16:00	
16:30	
17:00	
17:30	
18:00	
18:30	
19:00	
19:30	
20:00	
20:30	
21:00	
21:30	
22:00	
22:30	
23:00	

Meu Planejamento Alimentar Diário

unidades permitidas _____ calorias / carboidratos / pontos

Alimentação planejada Faça na véspera e confira logo após comer			Alimentação não-planejada Preencha assim que comer			
Alimentos	Quantidade	Unidade (calorias, carboidrato, pontos)	☑	Alimentos	Quantidade	Unidade (calorias, carboidrato, pontos)
café-da-manhã						
lanche						
almoço						
lanche						
jantar						
lanche						

unidades consumidas _____ calorias/carboidratos/pontos

Dia 39
Data _____

MANTENHA OS EXERCÍCIOS

Manter uma agenda de atividades físicas pela vida inteira pode ser tão difícil para algumas pessoas quanto permanecer em dieta. Requer tempo, energia e persistência. Você é um atleta do "tudo-ou-nada"? Você faz 100% de atividades físicas ou não faz nenhuma? Sempre que estiver querendo parar com os exercícios, faça o seguinte:

- ☐ Pense nos inúmeros benefícios que os exercícios trazem para a saúde, não apenas neste momento, mas também quando estiver mais velho.
- ☐ Leia o Cartão de Enfrentamento "Faça Exercícios" duas vezes por dia.
- ☐ Volte a programar exercícios em sua agenda como fez quando treinou as habilidades do Dia 9.

Veja a seguir algumas ideias adicionais para aumentar a probabilidade de que você se exercite de forma duradoura. Assinale as que você precisa para aprimorar esta habilidade:

- ☐ **Faça exercícios acessíveis.** Tenha mais de uma opção. Tenha sempre um plano B – e até mesmo um plano C – para exercícios. Se não é possível se exercitar em aulas especializadas ou numa academia, por exemplo, faça caminhadas ou ande de bicicleta. Se o tempo está ruim, arrume DVDs, pesos manuais e outros equipamentos baratos para poder usar nas atividades físicas.

- ☐ **Tenha sempre suas roupas de ginástica prontas com antecedência.** Se você pratica exercícios pela manhã, arrume suas roupas na véspera – se você olhar para elas, será mais fácil se motivar e começar. Equipe sua sacola com roupas limpas assim que voltar da academia. Mantenha um par extra de tênis no porta-malas de seu carro.

- ☐ **Certifique-se de que você gosta de suas roupas de ginástica.** Presenteie-se com roupas confortáveis e que você realmente goste para fazer atividade física.

- ☐ **Mude a rotina.** Mude de uma atividade para outra de tempos em tempos para exercitar outro grupo muscular e continue fazendo um bom treinamento. Desafie-se! Se você faz as mesmas coisas todos os dias, seus músculos se adaptam e param de trabalhar com dificuldade.

- ☐ **Amplie seu conceito de exercícios.** Não é necessário que você se exercite numa academia ou diante de vídeo de exercícios aeróbicos. O conceito de movimento abrange dançar, jogar tênis, pular corda e nadar. Tudo isso conta! O que você gosta de fazer? Uma paciente minha descobriu que era fácil e agradável fazer grandes caminhadas – depois que adquiriu um cachorro.

- ☐ **Exercite-se em grupo.** A motivação e a camaradagem que surgem das atividades em salas de aula ou feitas com amigos ajuda muitas pessoas a se manter em seus programas. Além do mais, se você sabe que verá novos amigos ou que vai se encontrar com os mais antigos, fica mais fácil se engajar. A socialização e o estar com outros é um grande motivador e pode acrescentar divertimento aos exercícios. Se você tiver condições financeiras, arrume um técnico (*personal trainer*). Se você estiver pagando para se exercitar, vai se sentir com obrigação de manter o compromisso.

☐ **Ponha as atividades físicas na categoria de NÃO TENHO ESCOLHA.** Se for o caso, organize suas prioridades e as exigências da vida, mas se assegure de que os exercícios figurem no topo da lista de coisas que *precisam* ser feitas.

Em que você está pensando?

Pensamento sabotador: Ando muito ocupado para fazer exercícios.

Resposta adaptativa: Por que excluir os exercícios? Por que não excluir ou reduzir outras atividades? Os exercícios são essenciais para meu bem-estar, e não deve ser no formato de "tudo-ou-nada". Preciso me lembrar que cinco minutos são melhor que nada, quando se trata de se exercitar.

Lista das tarefas de hoje

Verifique a lista das tarefas todas as noites. Assinale os itens que você completou e circule os que estiverem incompletos para que você possa encarar o fato de não estar fazendo tudo o que é preciso para emagrecer.

☐ Eu me pesei.

☐ Li a lista das razões que tenho para emagrecer (e outros Cartões de Enfrentamento quando precisei).

☐ Agendei atividades físicas e de dieta no Meu Cartão de Horários.

☐ Mensurei todos os alimentos antes de comer.

☐ Comi sempre sentado, devagar e atentamente.

☐ Evitei comer exageradamente.

☐ Preenchi Meu Planejamento Alimentar Diário *imediatamente* depois de comer.

☐ Eu disse: NÃO TENHO ESCOLHA para alimentos que não planejei comer.

☐ Consegui me manter nas unidades (calorias, carboidratos, pontos) permitidas.

☐ Fiz exercícios físicos de 5 a 30 minutos, pelo menos.

☐ Usei as técnicas de distração quando estava com fome ou tendo um desejo incontrolável de comer.

☐ Fiz contato com meu técnico de dieta quando precisei de ajuda.

☐ Fiquei alerta para pensamentos que "me enganam".

☐ Usei a técnica: *Paciência!* para enfrentar as decepções (quando precisei).

☐ Reiniciei os exercícios físicos.

☐ Preenchi Meu Planejamento Alimentar Diário referente às refeições de amanhã.

☐ Fiz elogios a mim mesmo por essas coisas e também porque:

_____
_____
_____
_____

Diário

O que eu fiz hoje para evitar alimentos não-planejados?
_____
_____
_____

Caso eu tenha me desviado da dieta, o que aconteceu?
_____
_____
_____

Quais pensamentos sabotadores tive?
_____
_____
_____

Como eu os enfrentei?
_____
_____
_____

O que posso aprender com isso?
_____
_____
_____

Reflexões:
_____
_____
_____
_____

Meu Cartão de Horários

Use este cartão para preencher conforme sua programação diária. Se você trabalha à noite ou segue uma rotina diferente desta, escreva os horários que são adequados à sua situação.

Hora	Atividade
6:00	
6:30	
7:00	
7:30	
8:00	
8:30	
9:00	
9:30	
10:00	
10:30	
11:00	
11:30	
12:00	
12:30	
13:00	
13:30	
14:00	
14:30	
15:00	
15:30	
16:00	
16:30	
17:00	
17:30	
18:00	
18:30	
19:00	
19:30	
20:00	
20:30	
21:00	
21:30	
22:00	
22:30	
23:30	

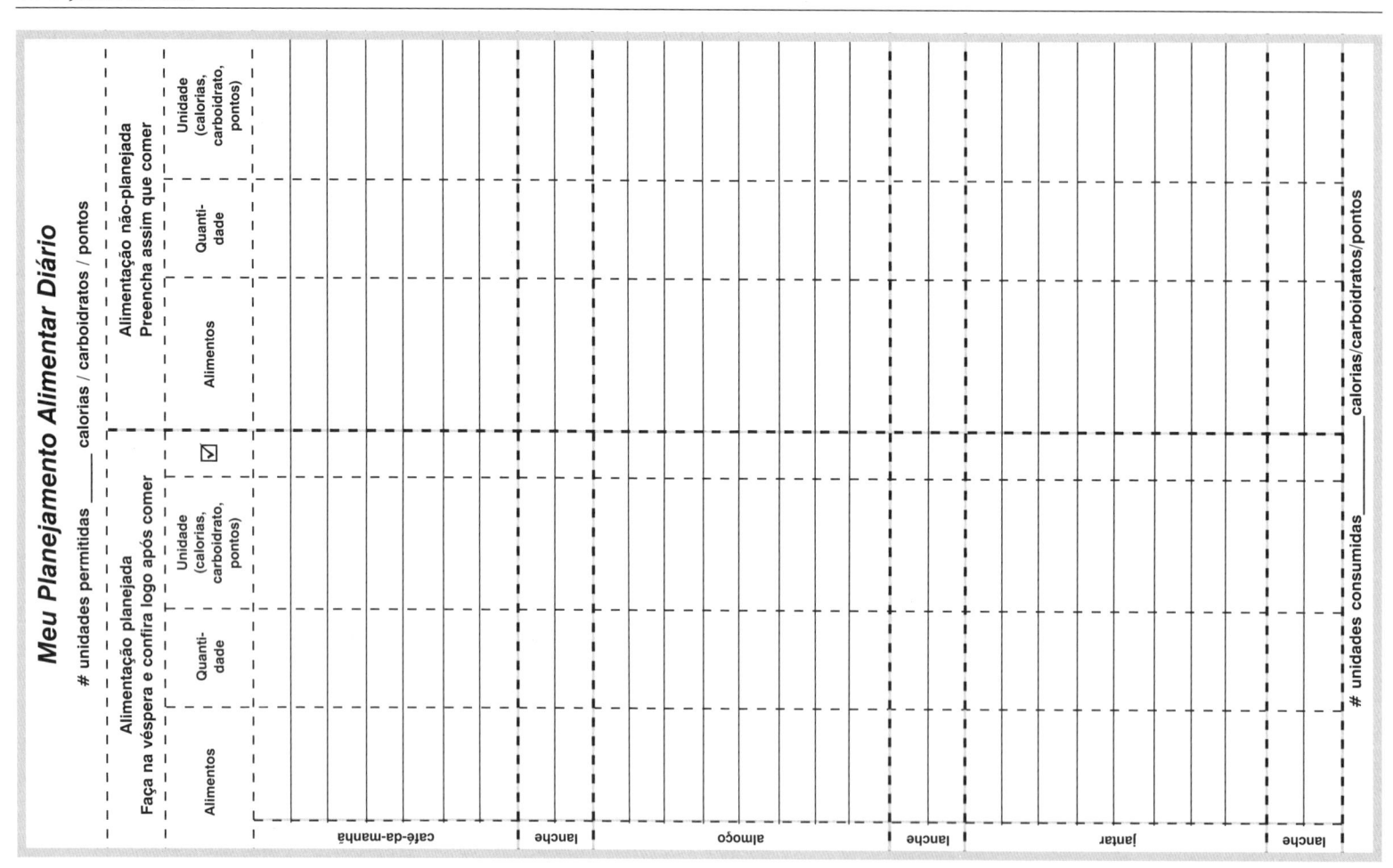

Meu Planejamento Alimentar Diário

unidades permitidas _____   calorias / carboidratos / pontos

Alimentação planejada Faça na véspera e confira logo após comer			☑	Alimentação não-planejada Preencha assim que comer		
Alimentos	Quanti-dade	Unidade (calorias, carboidrato, pontos)		Alimentos	Quanti-dade	Unidade (calorias, carboidrato, pontos)
							café-da-manhã
							lanche
							almoço
							lanche
							jantar
							lanche

unidades consumidas _____ calorias/carboidratos/pontos

Dia 40

Data _____

ENRIQUEÇA SUA VIDA

Meus pacientes acham que só devem perseguir novos interesses e metas *depois* que emagrecerem. Entretanto, eu não gostaria que você colocasse sua vida em suspenso! Eu gostaria que você começasse a viver intensamente a partir de agora. Leia o Cartão de Enfrentamento "Enriqueça a Vida Hoje". Para colocar isso em prática, faça o seguinte:

- [ ] Dê uma olhada em Minhas Atividades Enriquecedoras, e depois assinale os itens das áreas pelas quais seria possível enriquecer sua vida.
- [ ] Escreva ao lado dos itens assinalados os passos que você deve dar para realizá-los. Por exemplo, se você assinalou que gostaria de mudar de emprego, então escreva: "Eu poderia começar me comunicando com as pessoas, procurar emprego na internet e distribuir meu currículo". Se quiser se juntar a um grupo, clube ou time, pode escrever: "Posso perguntar para os amigos sobre um clube de livros, na igreja sobre grupos de trabalho voluntário e aos YMCA* sobre uma liga de *basebol*".
- [ ] Acrescente outras coisas, se quiser, no final da lista. Se precisar de mais ideias, procure seu técnico de dieta ou converse com seus amigos para saber o que *eles* fazem.

---

*N. de T. Associação Cristã de Moços.

A expansão de suas atividades eleva seu humor e propicia várias oportunidades geradoras de prazer e satisfação, diferentes de suas estratégias antigas relacionadas à comida. Melhorando sua vida, na realidade você aumenta suas chances de fazer dieta com sucesso! Além disso, a vida é muito curta para "deixar de aproveitar o dia" e de perseguir seus sonhos e desejos.

Em que você está pensando?

Pensamento sabotador: Ainda estou muito pesado para aproveitar a vida. Ficarei muito autocrítico se tentar qualquer uma dessas novas atividades.

Resposta adaptativa: Não deveria haver nenhuma relação entre o que uma pessoa pesa e o que ela faz. O peso não é relevante. Eu não deveria estigmatizar a mim mesmo. Não sou diferente de mais ninguém e mereço começar a ter uma vida melhor desde já.

Lista das tarefas de hoje

Verifique a lista das tarefas todas as noites. Assinale os itens que você completou e circule os que estiverem incompletos para que você possa encarar o fato de não estar fazendo tudo o que é preciso para emagrecer.

- [ ] Eu me pesei.
- [ ] Li a lista das razões que tenho para emagrecer (e outros Cartões de Enfrentamento quando precisei).
- [ ] Agendei atividades físicas e de dieta no Meu Cartão de Horários.

Minhas Atividades Enriquecedoras

Assinale cada item que possa melhorar sua vida e escreva ao lado os passos que deve dar para realizá-los.

- ☐ Viajar _____
- ☐ Comprar roupas mais modernas _____
- ☐ Ocupar-se com um passatempo _____
- ☐ Matricular-se num curso _____
- ☐ Melhorar sua situação profissional _____
- ☐ Procurar um novo emprego _____
- ☐ Marcar encontros _____
- ☐ Fazer parte de um grupo, clube ou time _____
- ☐ Ir à praia _____
- ☐ Planejar sair com novos amigos _____
- ☐ Fazer um trabalho voluntário _____
- ☐ _____
- ☐ _____
- ☐ _____
- ☐ _____
- ☐ _____
- ☐ _____
- ☐ _____
- ☐ _____
- ☐ _____
- ☐ _____
- ☐ _____

- ☐ Mensurei todos os alimentos antes de comer.
- ☐ Comi sempre sentado, devagar e atentamente.
- ☐ Evitei comer exageradamente.
- ☐ Preenchi Meu Planejamento Alimentar Diário *imediatamente* depois de comer.
- ☐ Eu disse: NÃO TENHO ESCOLHA para alimentos que não planejei comer.
- ☐ Consegui me manter nas unidades (calorias, carboidratos, pontos) permitidas.
- ☐ Fiz exercícios físicos de 5 a 30 minutos, pelo menos.
- ☐ Usei as técnicas de distração quando estava com fome ou tendo um desejo incontrolável de comer.
- ☐ Fiz contato com meu técnico de dieta quando precisei de ajuda.
- ☐ Fiquei alerta para pensamentos que "me enganam".
- ☐ Eu usei a técnica: *Paciência!* para enfrentar as decepções (quando precisei).
- ☐ Criei uma lista de atividades para enriquecer minha vida.
- ☐ Preenchi Meu Planejamento Alimentar Diário referente às refeições de amanhã.
- ☐ Fiz elogios a mim mesmo por essas coisas e também porque:

_____
_____
_____
_____

Diário

O que eu fiz hoje para evitar alimentos não-planejados?
_____
_____

Caso eu tenha me desviado da dieta, o que aconteceu?
_____
_____

Quais pensamentos sabotadores tive?
_____
_____

Como eu os enfrentei?
_____
_____

O que posso aprender com isso?
_____
_____

Reflexões:
_____
_____

Meu Cartão de Horários

Use este cartão para preencher conforme sua programação diária. Se você trabalha à noite ou segue uma rotina diferente desta, escreva os horários que são adequados à sua situação.

Hora	Atividade
6:00	
6:30	
7:00	
7:30	
8:00	
8:30	
9:00	
9:30	
10:00	
10:30	
11:00	
11:30	
12:00	
12:30	
13:00	
13:30	
14:00	
14:30	
15:00	
15:30	
16:00	
16:30	
17:00	
17:30	
18:00	
18:30	
19:00	
19:30	
20:00	
20:30	
21:00	
21:30	
22:00	
22:30	
23:00	

Meu Planejamento Alimentar Diário

unidades permitidas _____ calorias / carboidratos / pontos

	Alimentação planejada Faça na véspera e confira logo após comer			Alimentação não-planejada Preencha assim que comer		
	Alimentos	Quantidade	Unidade (calorias, carboidrato, pontos)	Alimentos	Quantidade	Unidade (calorias, carboidrato, pontos)
café-da-manhã						
lanche						
almoço						
lanche						
jantar						
lanche						

unidades consumidas _____ calorias/carboidratos/pontos

Dia 41   Data _____

MANTENHA SUAS HABILIDADES EM DIA

Espalhe as boas novas! Se você ensinar para outras pessoas o que está aprendendo, conseguirá firmar essas habilidades em sua própria mente. Veja se alguém está disposto a aprender **A dieta definitiva de Beck**: um amigo, um familiar, um colega de trabalho ou seu vizinho. Passe-lhe as seguintes informações:

- Fazer dieta e praticar atividade física requer tempo e energia considerável.
- Você precisa de uma dieta nutritiva que possa ser modificada com antecedência para acomodar situações e preferências.
- Você vai ter que preparar sua casa e seu ambiente de trabalho, reduzindo gatilhos alimentícios.
- É preferível desperdiçar comida a se arriscar a sair de sua dieta.
- É essencial aprender as habilidades de fazer um planejamento alimentar escrito, supervisionar o consumo alimentar e aderir ao planejamento – completamente.
- Comer devagar, cuidadosamente e sentado é um hábito para toda a vida.
- Fome e desejos são normais e toleráveis. Algumas atividades poderão ajudar você a reduzir sentimentos de desconforto advindos desses estados.
- É importante esperar 20 minutos depois de comer para que a sensação de saciedade apareça.
- Pesar-se diariamente mantém você na trilha; espere por flutuações de peso porque assim não ficará decepcionado.
- Você pode aprender a reconhecer e reagir aos pensamentos sabotadores.
- A vida algumas vezes é injusta – como também a dieta o é. Você terá menos dificuldade se disser a si mesmo: *Paciência!*
- É muito importante se elogiar por aprender habilidades de dieta.
- Ao cometer um erro, encare-o e aprenda como evitar futuros erros.
- Não tem sentido compensar um erro com mais outro; volte para sua dieta imediatamente.
- Diga não, de maneira educada, aos "empurradores" de comida.
- É importante procurar apoio e pedir ajuda quando necessário. Faça planejamentos para eventos especiais e viagens, sem estragar a dieta.
- Você pode aprender estratégias para lidar com emoções negativas, sem que precise comer.
- Você pode aprender a controlar a decepção e o desânimo.
- Você pode aprender a se motivar para continuar fazendo tudo isso.

Lista das tarefas de hoje

Verifique a lista das tarefas todas as noites. Assinale os itens que você completou e circule os que estiverem incompletos para que você possa encarar o fato de não estar fazendo tudo o que é preciso para emagrecer.

☐ Eu me pesei.

☐ Li a lista das razões que tenho para emagrecer (e outros Cartões de Enfrentamento quando precisei).

☐ Agendei atividades físicas e de dieta no Meu Cartão de Horários.

☐ Mensurei todos os alimentos antes de comer.

☐ Comi sempre sentado, devagar e atentamente.

☐ Evitei comer exageradamente.

☐ Preenchi Meu Planejamento Alimentar Diário *imediatamente* depois de comer.

☐ Eu disse: NÃO TENHO ESCOLHA para alimentos que não planejei comer.

☐ Consegui me manter nas unidades (calorias, carboidratos, pontos) permitidas.

☐ Fiz exercícios físicos de 5 a 30 minutos, pelo menos.

☐ Usei as técnicas de distração quando estava com fome ou tendo um desejo incontrolável de comer.

☐ Fiz contato com meu técnico de dieta quando precisei de ajuda

☐ Fiquei alerta para pensamentos que "me enganam".

☐ Usei a técnica: *Paciência!* para enfrentar as decepções (quando precisei).

☐ Contei para mais alguém o que aprendi com **A dieta definitiva de Beck**.

☐ Preenchi Meu Planejamento Alimentar Diário referente às refeições de amanhã.

☐ Fiz elogios a mim mesmo por essas coisas e também porque:
_____
_____
_____
_____
_____

Diário

O que eu fiz hoje para evitar alimentos não-planejados?
_____
_____
_____

Caso eu tenha me desviado da dieta, o que aconteceu?
_____
_____
_____

Quais pensamentos sabotadores tive?
_____
_____
_____

Como eu os enfrentei?

O que posso aprender com isso?

Reflexões:

Meu Cartão de Horários

Use este cartão para preencher conforme sua programação diária. Se você trabalha à noite ou segue uma rotina diferente desta, escreva os horários que são adequados à sua situação.

Hora	Atividade
6:00	
6:30	
7:00	
7:30	
8:00	
8:30	
9:00	
9:30	
10:00	
10:30	
11:00	
11:30	
12:00	
12:30	
13:00	
13:30	
14:00	
14:30	
15:00	
15:30	
16:00	
16:30	
17:00	
17:30	
18:00	
18:30	
19:00	
19:30	
20:00	
20:30	
21:00	
21:30	
22:00	
22:30	
23:00	

Meu Planejamento Alimentar Diário

unidades permitidas _____ calorias / carboidratos / pontos _____

Alimentação planejada Faça na véspera e confira logo após comer			Alimentação não-planejada Preencha assim que comer		
Alimentos	Quanti-dade	Unidade (calorias, carboidrato, pontos)	Alimentos	Quanti-dade	Unidade (calorias, carboidrato, pontos)
café-da-manhã					
lanche					
almoço					
lanche					
jantar					
lanche					

unidades consumidas _____ calorias/carboidratos/pontos _____

Dia 42

Data _____

PREPARE-SE PARA O FUTURO

Parabéns! Você aprendeu um conjunto de poderosas habilidades. Com o objetivo de incorporá-las integralmente em sua vida, você precisa continuar praticando constantemente. Só assim você estará preparado para os tempos difíceis. Você vai saber exatamente o que fazer e superar esses momentos.

Uma das mais importantes habilidades a ser reforçada é pegar o caminho de volta quando se desviar da dieta. De vez em quando, pode ser que você coma alimentos que não tenham sido planejados ou deixe de fazer algumas atividades físicas. Perdoe a si mesmo quando cometer erros – mas corrija-os imediatamente. Pegue de volta seus Cartões de Enfrentamento, releia capítulos deste livro e continue escrevendo o que pode ser feito para gerar modificações positivas. Da mesma maneira que tocar um instrumento ou praticar um esporte, fazer dieta requer prática constante. Continue a preencher suas listas de tarefas, diários, agendas, planos alimentares e o Gráfico do Emagrecimento.

Em que você está pensando?

Pensamento sabotador: É muito trabalhoso fazer tudo isso pelo resto da vida.

Resposta adapativa: Não terei que usar todas essas habilidades pelo resto da vida e, além disso, as que eu uso com frequência vão se tornar cada vez mais automáticas. Os resultados valem à pena.

Lista das tarefas de hoje

Verifique a lista das tarefas todas as noites. Assinale os itens que você completou e circule os que estiverem incompletos para que você possa encarar o fato de não estar fazendo tudo o que é preciso para emagrecer.

- ☐ Eu me pesei.
- ☐ Li a lista das razões que tenho para emagrecer (e outros Cartões de Enfrentamento quando precisei).
- ☐ Agendei atividades físicas e de dieta no Meu Cartão de Horários.
- ☐ Mensurei todos os alimentos antes de comer.
- ☐ Comi sempre devagar, com cuidado e sentado.
- ☐ Evitei comer exageradamente.
- ☐ Preenchi Meu Planejamento Alimentar Diário *imediatamente* depois de comer.
- ☐ Eu disse: NÃO TENHO ESCOLHA para alimentos que não planejei comer.
- ☐ Consegui me manter nas unidades (calorias, carboidratos, pontos) permitidas.
- ☐ Fiz exercícios físicos de 5 a 30 minutos, pelo menos.

- [ ] Usei as técnicas de distração quando estava com fome ou tendo um desejo incontrolável de comer.
- [ ] Fiz contato com meu técnico de dieta quando precisei de ajuda.
- [ ] Fiquei alerta para pensamentos que "me enganam".
- [ ] Usei a técnica: *Paciência!* para enfrentar as decepções (quando precisei).
- [ ] Preenchi Meu Planejamento Alimentar Diário referente às refeições de amanhã.
- [ ] Fiz elogios a mim mesmo por essas coisas e também porque:

_____
_____
_____
_____

Diário

O que eu fiz hoje para evitar alimentos não-planejados?

_____
_____
_____

Caso eu tenha me desviado da dieta, o que aconteceu?

_____
_____
_____

Quais pensamentos sabotadores tive?

_____
_____
_____

Como eu os enfrentei?

_____
_____
_____

O que posso aprender com isso?

_____
_____
_____

Reflexões:

_____
_____
_____

Meu Cartão de Horários

Use este cartão para preencher conforme sua programação diária. Se você trabalha à noite ou segue uma rotina diferente desta, escreva os horários que são adequados à sua situação.

Hora	Atividade
6:00	
6:30	
7:00	
7:30	
8:00	
8:30	
9:00	
9:30	
10:00	
10:30	
11:00	
11:30	
12:00	
12:30	
13:00	
13:30	
14:00	
14:30	
15:00	
15:30	
16:00	
16:30	
17:00	
17:30	
18:00	
18:30	
19:00	
19:30	
20:00	
20:30	
21:00	
21:30	
22:00	
22:30	
23:00	

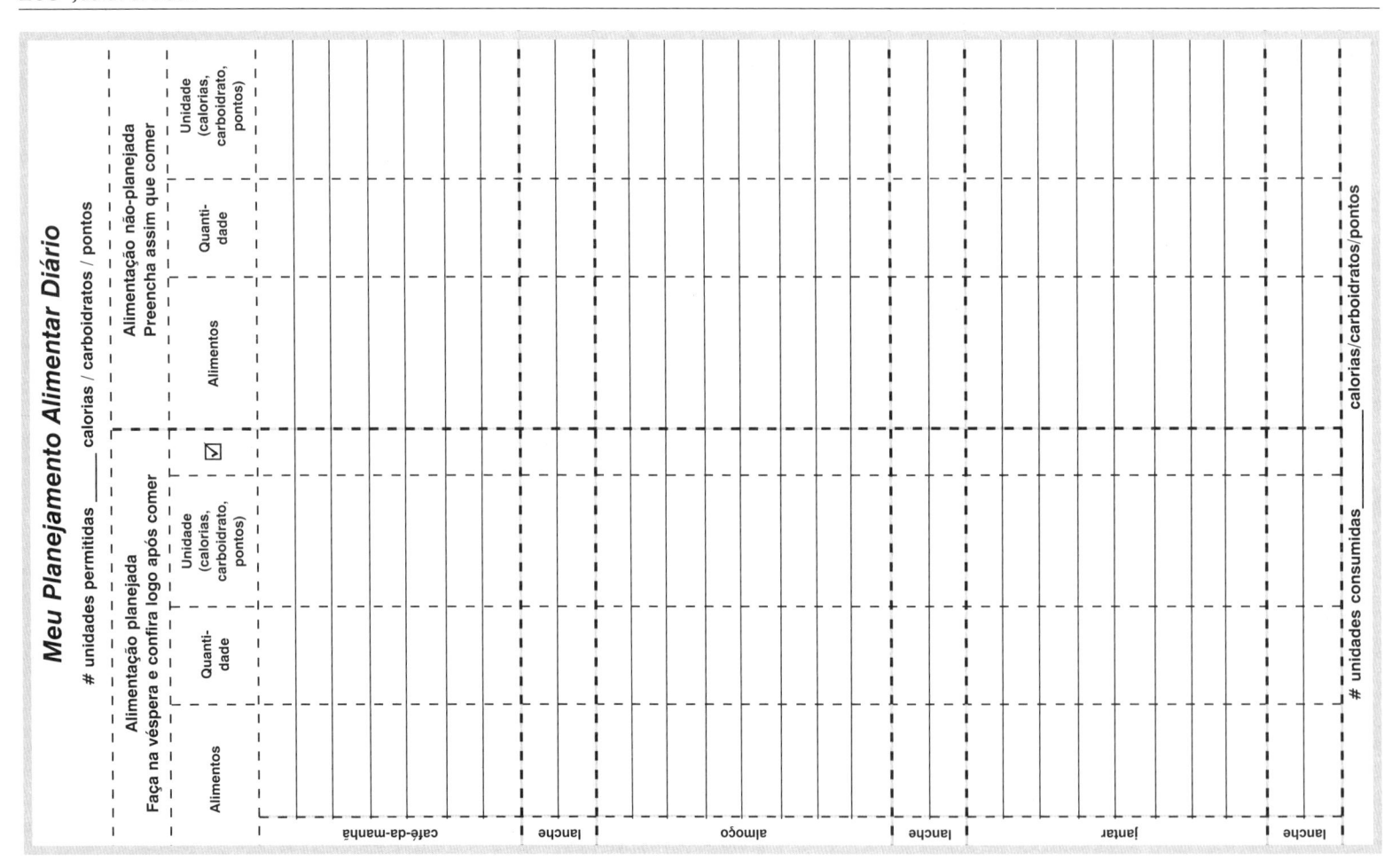

Meu Planejamento Alimentar Diário

unidades permitidas _____ calorias / carboidratos / pontos

	Alimentação planejada Faça na véspera e confira logo após comer		☑	Alimentação não-planejada Preencha assim que comer	
Alimentos	Quantidade	Unidade (calorias, carboidrato, pontos)	Alimentos	Quantidade	Unidade (calorias, carboidrato, pontos)
café-da-manhã					
lanche					
almoço					
lanche					
jantar					
lanche					

unidades consumidas _____ calorias/carboidratos/pontos

Meu Gráfico de Emagrecimento

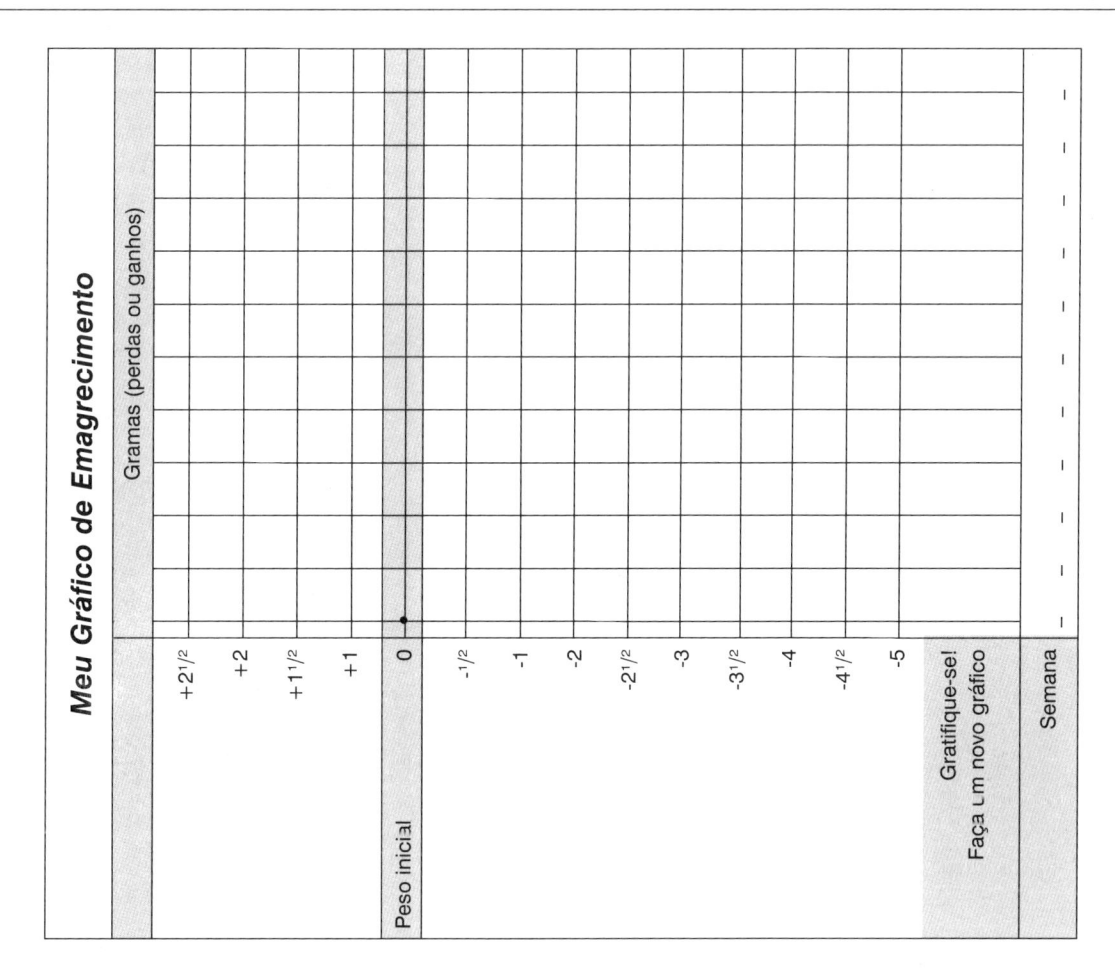

Gramas (perdas ou ganhos)

+2¹/²
+2
+1¹/²
+1
0 — Peso inicial
-¹/²
-1
-2
-2¹/²
-3
-3¹/²
-4
-4¹/²
-5

Gratifique-se! Faça um novo gráfico

Semana

PENSE

**Do Emagrecimento
à Manutenção**

Você mudou

A parte final deste livro vai ajudar você a fazer a transição entre a dieta e uma alimentação apropriada, que deverá valer pelo resto de sua vida. Você terá diretrizes para orientá-lo na determinação de um peso que pode ser mantido de forma duradoura. Você vai aprender o precisa que fazer para se assegurar de que será capaz de continuar magro. Antes de iniciar esta seção, porém, eu gostaria que você preenchesse novamente o questionário de **A dieta definitiva de Beck**, desta vez usando uma cor diferente de caneta. Se você estiver cumprindo verdadeiramente as tarefas deste programa, eu acho que você vai descobrir que fez profundas mudanças em sua maneira de pensar e em seu comportamento alimentar.

Agora, por favor, dedique um momento do seu tempo para contar, em seu diário, que mudanças ocorreram em seu pensamento e comportamento.

Diário

11
Da fase de transição para o resto da vida

Já faz seis semanas que você está seguindo o programa **A dieta definitiva de Beck**. Parabéns! Neste ponto, independentemente de ainda estar emagrecendo ou de haver iniciado a manutenção, você precisa aprender a desenvolver um plano que possa ser seguido por um longo tempo – na verdade, pelo resto de sua vida! Então, faça o seguinte:

☐ **Desapegue-se de qualquer aspecto da dieta que você sabe não ser realista manter indefinidamente.** Por exemplo, caso você esteja tomando suplementos alimentares no café-da-manhã ou no almoço, inicie o consumo de alimentação real. Se você está fazendo uso intensivo de alimentação pré-fabricada para almoçar ou jantar, comece a preparar refeições caseiras de acordo com as calorias e porções estabelecidas no seu planejamento.

☐ **Desenvolva um planejamento geral do que vai comer todos os dias.** Por exemplo, você pode decidir que quer consumir habitualmente um número predeterminado de calorias para cada refeição ou lanche. Experimente fazer esse planejamento sem escrever, sem mensurar os alimentos e sem registrar o que comeu. Algumas pessoas conseguem fazer uma transição para um planejamento geral neste momento – porém muitas não. Portanto, não se preocupe se descobrir que precisa continuar fazendo um planejamento específico por mais tempo.

☐ **Adicione à sua lista de vantagens outros motivos para emagrecer.** Continue a olhar essa lista e vá adicionando novos motivos. Veja se isto se aplica: O seu medo de passar fome diminuiu? Suas compulsões estão menos frequentes? Você se sente melhor em situações sociais? Você está orgulhoso? Você tem apreciado mais os alimentos que consome?

☐ **Continue se pesando todos os dias.** Registre o resultado no Meu Gráfico de Emagrecimento, uma vez por semana, e conte a mudança de seu peso para o técnico de dieta. Sempre que seu peso aumentar em 1300 gramas. Volte para o Dia 1 e comece a praticar quantas habilidades forem necessárias para trazer seu peso de volta. Aceite o fato de que você precisa ser cuidadoso pelo resto da vida. Isso é o que as pessoas que querem sustentar uma perda significativa de peso têm que fazer.

☐ **Elogie-se – muitas e muitas vezes.** Nunca ponha a perder todo seu árduo trabalho.

☐ **Continue a se exercitar.** De vez em quando, é interessante mudar a rotina para não ficar entediado e para se assegurar de trabalhar vários grupos musculares. Que tal, pingue-pongue, hidroginástica ou pilates?

☐ **Peça ajuda.** Fique em contato com seu técnico de dieta durante todo o tempo que precisar de apoio.

12
Encontre e mantenha um peso saudável

Então, como fazer para descobrir se você já está pronto para iniciar a fase de manutenção da dieta? E como determinar um peso cuja manutenção seja realista em vez daquele com o qual você sonha (talvez irrealisticamente menor)? Chega um momento na dieta em que você percebe uma dessas coisas acontecerem:

1. Você encontra o peso com o qual se sente confortável. Se você ainda não atingiu um platô, poderá aumentar levemente as calorias de sua dieta (200 a 400 calorias por dia) ou diminuir as atividades físicas e continuar com esse peso.

   OU

2. Você atingiu um platô, mas decidiu que, embora ainda queira emagrecer, não consegue sustentar por muito tempo uma diminuição de calorias nem o aumento dos níveis de suas atividades físicas.

Descubra seu menor peso alcançável

Quando você ficar com o mesmo peso por um ou dois meses, responda a estas perguntas:
- Você ainda quer reduzir calorias?
- Você consegue sustentar uma diminuição de 100 ou 200 calorias por dia?
- Você continuaria saudável se diminuir essa quantidade de calorias?

Descubra seu menor peso sustentável

Um platô de várias semanas, caracterizado pelo menor peso capaz de ser obtido por você, indica que uma decisão deve ser tomada. Você conseguiria facilmente ficar comendo e fazendo exercícios dessa maneira? Se sua resposta for negativa, você deve mudar sua abordagem. Planeje com antecedência comer um pouco mais (ou fazer menos atividades físicas) e aceite que você vai engordar um pouco – talvez 1400 ou 2300 gramas mais ou menos. Entretanto, não quero que você simplesmente deixe seu peso subir por ter afrouxado a alimentação ou os exercícios. O que eu quero é que você tome a decisão firme de mudar o que está fazendo e decida se aceita engordar alguns quilos.

Mas eu quero ser mais magro

Eu sempre ouço esse lamento dos meus pacientes irrealistas. Mesmo depois de ter descoberto o menor peso capaz de ser mantido, você ainda pode pensar: *Eu teria uma aparência melhor se fosse mais magro* e *Não estou feliz com esse peso*. Este é o momento de avaliar: o que seu médico fala sobre seu peso? O que pensam seus amigos e sua família? As pessoas estão contentes e orgulhosas de você?

Muito melhor do que se criticar é trabalhar em direção a se sentir satisfeito com este peso que você conquistou a tão duras penas. Noventa e nove por cento da humanidade, e você inclusive, não podem ser magros como as modelos. Por natureza, você provavelmente tem um apetite maior, um metabolismo mais lento e um físico anatomicamente maior do que a maioria das modelos. É provável também que você não consiga se exercitar tanto quanto elas; você também não fez as cirurgias plásticas que elas fizeram; além de tudo, você não sonha em ter um distúrbio alimentar como a maioria delas têm.

Não permita que as imagens impossivelmente idealizadas da mídia o façam se sentir mal consigo mesmo. Em vez disso, faça o seguinte:

☐ **Continue a enriquecer sua vida**. Dê um tempo para fazer uma avaliação. Leia o Cartão de Enfrentamento "Enriqueça a Vida Hoje". Veja a relação de atividades que gostaria de fazer depois de emagrecer e comece a fazê-las agora: viajar, construir uma carreira, se divertir! Concentrar-se no mundo exterior o "afasta de si mesmo" e leva você a fazer coisas que tornam a vida importante e agradável. Avalie a possibilidade de se nutrir através de relacionamentos, de trabalhos voluntários, de melhorar a vida de alguém, de se conectar com seu mundo espiritual.

☐ **Focalize a parte de seu corpo que lhe agrada mais**. Muitos de nós, especialmente as mulheres, têm a tendência de focalizar os aspectos que menos gostam em seu corpo. Faça o contrário, preste atenção nas partes do seu corpo de que você mais gosta.

☐ **Diga a si mesmo:** *Paciência!* Pense a respeito de outros tempos, quando você aceitava as consequências de ter menos objetivos na vida. Você ainda briga todos os dias porque não pode comprar algo que quer ou porque sua casa não é perfeita? Ou você agora aceita as imperfeições em sua vida? Por que não dizer a si mesmo: *Paciência! Eu consegui emagrecer de forma significativa e este é o meu peso. Não vou permitir que isso atrapalhe minha alegria de viver.*

☐ **Divirta-se!** Eu espero que você passe o resto da sua vida sentindo-se orgulhoso por emagrecer e permanecer magro. É uma realização magnífica. Alegre-se!

Mantenha contato!

Adoraria saber tudo a seu respeito. Aprendo muito com as pessoas que estão ativamente fazendo dieta ou mantendo o peso. Gostaria de saber qual parte deste livro de tarefas ou do *Pense magro: a dieta definitiva de Beck* foi particularmente útil e qual não foi. Fale-me de seus sucessos e desafios, dicas que ajudaram você a emagrecer e a manter seu peso e qualquer outra ideia que você tem sobre dieta. Seu estímulo vai me permitir ajudar outras pessoas que fazem dieta. Quanto mais aprendo, mais posso atualizar nossa página da internet: www.beckdietsolution.com. Visite-a para contatar comigo (conteúdo em inglês) ou escreva para:

The Beck Diet Program
P.O. Box 2673
Bala Cynwyd, PA 19004

Obrigada! Desejo a você toda a sorte do mundo!
Judith Beck

Índice

Acredite em você 176
Alimentação 18-19, 65
   devagar e 46-47, 52
   durante as férias 147-148
   emocional (cartão) 20, 161
   frequência por dia 23-24
   gatilhos 18
   hábitos (questionário) 28
   não-planejada 83, 100, 123
   o resto da sua vida 215
   planejada 78
   saciedade 46-47, 52
   sentado 44, 52
   tamanho das porções 23
   viajando 156-157
Alimentos
   Afastando as tentações 49
   diário – modelo 81
   diga não aos "empurradores" de comida 141
   lixo 23-24
   mensurando 78, 95-96
   meu planejamento alimentar diário 76, 82, 90, 94, 99, 103, 107, 114, 118, 122, 126, 131, 136, 140, 146, 150, 155, 160, 164, 169, 173, 180, 185, 189, 194, 199, 205, 208
   minha tabela de alimentos 96
   planejamento 23-24, 73
   tabela de alimentos – modelo 95
   tabela de planejamento alimentar (amostra parcial) 74, 78
Ambiente
   de trabalho 49
   mudando um pouco o seu 46
   organizando 49
Anseios. *Ver também* Fome 23-24, 51, 62-63, 65-67, 69-71, 200
   minha tabela de controle 63
   questionário 28-29
   resistência 83
   tabela de controle – modelo 62

Beck, Aaron T., M.D., 9, 17

Calorias 22, 186, 217, 218
   em bebidas alcoólicas 104
   extras, permitidas em viagem 156-157
   mantenha-se informado sobre 23
Cartões de enfrentamento 39, 40, 42, 45, 46, 48, 49, 52, 57, 69, 74, 78, 83, 87, 91, 95, 100, 104, 110, 119, 127, 132, 137, 142, 147, 148, 151, 156, 161, 176, 190, 195, 205, 218, 227
   para pensamentos sabotadores, 42
Confiança, construindo a 45, 176-177

Decepção 109-110
   aprender a dizer "*Paciência!*" 110
Diário (modelo) 79, 84, 88, 92, 97, 101, 105, 111, 116, 120, 124, 129, 133, 138, 144, 149, 153, 158, 162, 167, 171, 178, 183, 187, 192, 197, 202, 213

Dieta
  aderir a 77
  alimentos pré-embalados 23-24, 215
  antes de começar 22
  erros 40, 100, 205
  escolha um plano 22-25, 43
  flexibilidade 23-24
  história (questionário) 28
  modificação 23-24, 43
  tipos de (cartão) 22-23

Elogie-se
  estabelecendo metas 14, 57, 60
  por comportamentos alimentares adequados 45
Em que você está pensando? 42, 43, 44, 46, 47, 48, 49, 57, 58, 60, 63, 67, 69, 74, 79, 83, 87, 91, 97, 100, 104, 110, 115, 119, 123, 133, 137, 143, 148, 151, 157, 161, 166, 170, 176, 182, 186, 191, 195, 205
Emagrecer
  diminuir o desânimo 119
  encarando a decepção 109-110
  estabelecendo metas para 60
  lista de razões para 34, 42
  razões pelas quais quero emagrecer (quadro) 34
Enriqueça sua vida 195, 218
  minhas atividades enriquecedoras (cartão) 197
Exercícios 215
  agendando 25-26, 52
  escolha seus exercícios
  estabeleça metas para 57, 60
  mantendo a agenda 190-191
  não tenho escolha 191
  programa 25-26
  quando viaja 157

Fazer dieta
  desvantagens de fazer dieta 35
  e injustiça 115-116
  preparação para 39-40
  vantagens de 42
Fome 51, 69-70
  escala de desconforto – modelo, 65
  identificando a (cartão), 62-63
  minha escala de desconforto 65
  minha tabela de controle 66
  minha tabela de desconforto 66
  minhas técnicas de distração 71
  questionário 28-29
  tabela de controle – modelo 63
  tabela de desconforto – modelo 66
  tolerância (cartão) 20, 41, 65-67

Gatilhos 19-20, 175
  minimizando 49
  prevendo 19

Hábitos
  alimentares (questionário) 28
  "de desistência" 65
  "de resistência" 65

Injustiça, superando os sentimentos de 115-116

Lista das tarefas de hoje 43, 45, 46, 47, 48, 50, 57, 58, 60, 63, 67, 70, 74, 79, 83, 88, 91, 96, 100, 104, 111, 116, 119, 123, 128, 133, 137, 143, 148, 152, 157, 161, 167, 170, 176, 182, 186, 191, 195, 202
  diariamente (para manutenção) 205

Motivação 33-34
  para fazer dieta (questionário) 27-28
  razões pelas quais quero emagrecer (quadro) 34

Não tenho escolha 44, 83, 161
  e exercícios 191

Pensamentos 19-20, 123
  erros cognitivos, quadro dos 127-128
  quadro das diferentes maneiras de pensar 20
  reconhecendo e corrigindo 127
Pensamentos sabotadores. *Veja também* Em que está penssando agora? 14
  contrariando 18, 19, 20, 44, 45, 65, 123
  reduzindo o estresse 181-182
  técnica das sete perguntas 132, 165
Peso 104
  Gráfico de Emagrecimento – modelo 112
  linha de base 78
  manutenção 217-218
  Meu Gráfico de Emagrecimento 112, 219

menor peso alcançável 217-218
menor peso sustentável 217-218
Pessoas que fazem dieta
　diferenças no modo de pensar entre quem tem sucesso e quem não tem (cartão) 20
　erros cognitivos (cartão) 127-128
Platô 186, 217
Questionário **A dieta definitiva de Beck** 27-32

Resolução de problemas 165-166
　procurando apoio 165
　usando a técnica das sete perguntas 165

Refeições fora de casa
　estratégias 147, 148
　requisitos especiais 147
Relaxamento 181

Técnico de dieta 22-23, 24, 49, 110, 142, 143, 181, 195
　escolha o técnico de dieta 22-23
　encontre-se com o seu 47-48
Tempo
　arrumar para fazer dieta 52
　Cartão de Horários – modelo 53

Cartão de Prioridades – modelo 55
Meu Cartão de Horários 54, 59, 61, 64, 68, 72, 75, 83, 87, 91, 95, 100, 104, 108, 115, 119, 123, 127, 132, 137, 141, 147, 152, 156, 161, 165, 170, 174, 181, 186, 190, 195, 200, 206, 209
Meu Cartão de Prioridades 56
Terapia Cognitiva (TC) 17, 41, 79

Viagem e dieta 156-158
　desenvolvendo uma variação da dieta por um tempo limitado 156-157

PENSE
Cartões de Enfrentamento

Faça, custe o que custar

Mesmo que eu não esteja disposto a usar
uma das habilidades de dieta, terei que usá-la
custe o que custar. Se eu fizer apenas o que estou
disposto não vou emagrecer e me tornar uma
pessoa magra definitivamente.

Diga não para alimentos extras

Devo me afastar de alimentos extras.
Eles serão desperdiçados no lixo ou em meu corpo.
De qualquer maneira serão desperdiçados.

Elogie-se

TODAS AS VEZES que eu fizer exercícios,
mereço elogios. TODAS AS VEZES que eu
praticar uma habilidade de dieta, mereço elogios.
TODAS AS VEZES que eu aderir ao meu
planejamento alimentar, mereço elogios.

A dieta em primeiro lugar

Preciso organizar minha vida em
função de exercícios e da dieta, e não o contrário.
Eu mereço estar em primeiro plano.

Coma atentamente

Eu preciso me sentar e comer devagar
e atentamente – SEMPRE!

Faça exercícios

Quando não estiver disposto a fazer exercícios
lembrar-me que 5 minutos são melhores
que 0 minuto. Dizer NÃO TENHO ESCOLHA.
O mais difícil é começar; depois fica mais fácil.

Não faz mal desapontar as pessoas

Estou autorizado a fazer o que preciso para emagrecer,
desde que eu seja educadamente assertivo.

Tolere a fome e os desejos

A fome e os anseios não são estados emergenciais.
Eu sou capaz de tolerá-los. Eles são leves
se comparados com _____.

E além disso vou comer novamente em ____ horas.

Técnicas de distração
Quando quiser comer alguma coisa que não devo, devo fazer estas coisas em vez de comer

_____
_____
_____

Não dá para ter tudo
Eu posso afrouxar minha alimentação
Ou ser magro. Não posso ter tudo.

Se eu estiver com fome depois da refeição
Não devo me preocupar! Demora 20 minutos para eu me sentir saciado.

Está errado
Está errado comer isto
Eu ficarei muito triste depois.

Sem desculpas
Não é por que eu quero comer que significa que tenho que comer.

Vou dar mais importância da próxima vez
Não dei muita importância desta vez, mas vou me importar BASTANTE na hora de me pesar.

Hábito de resistência
TODAS AS VEZES que eu comer quando não for a hora, fortaleço meus hábitos de desistência.
TODAS AS VEZES que eu não comer indevidamente fortaleço meus hábitos de resistência.

Eu prefiro ser magro
Ficar mais magro é MUITO mais importante para mim que comer esta comida

NÃO TENHO ESCOLHA
NÃO TENHO ESCOLHA
NÃO TENHO ESCOLHA

Conselho a um amigo

Se meu melhor amigo estivesse desanimado, decepcionado ou desalentado, o que eu diria a ele?

Volte ao rumo certo

Se eu comer alguma coisa que não posso, não significa que estraguei a dieta. Não é o fim do mundo. É só um erro. Tenho que voltar à trilha neste minuto! Não posso continuar comendo! Não faz sentido. É milhões de vezes melhor parar agora do que me permitir comer mais.

Seja realista

Eu não deveria ter a expectativa de emagrecer TODAS as semanas.

Comemore!

Eu devo comemorar cada 250 gramas que emagrecer.

Não procure conforto na comida

Se eu estiver aborrecido, não devo comer para me confortar! Eu preciso resolver o problema para me sentir melhor.

Paciência!

Eu não gosto que seja assim, mas vou aceitar e ir em frente

Enriqueça a vida hoje

Eu preciso trabalhar no sentido de enriquecer minha vida e torná-la prazerosa – imediatamente